Gerda Palm

Jetzt bist du schon gegangen, Kind

Trauerbegleitung und heilende Rituale mit Eltern früh verstorbener Kinder

Bernward bei Don Bosco

Die Deutsche Bibliothek – CIP-Einheitsaufnahme

Ein Titeldatensatz für diese Publikation ist
bei Der Deutschen Bibliothek erhältlich.

verlags
gruppe
engagement

1. Auflage 2001 / ISBN 3-7698-1292-1

Umschlag: Michael Brandel
Umschlagfoto: Rainer Lederhofer
Satz: undercover, Augsburg
Produktion: Don Bosco Grafischer Betrieb, Ensdorf

Gedruckt auf umweltfreundlichem Papier.

Inhalt

6. Gestaltungsbausteine für Gedenkgottesdienste

Auf den Tod eines kleinen Kindes

Jetzt bist du schon gegangen, Kind,
Und hast vom Leben nichts erfahren,
Indes in unsern welken Jahren
Wir Alten noch gefangen sind.

Ein Atemzug, ein Augenspiel,
Der Erde Luft und Licht zu schmecken,
War dir genug und schon zu viel;
Du schliefest ein, nicht mehr zu wecken.

Vielleicht in diesem Hauch und Blick
Sind alle Spiele, alle Mienen
Des ganzen Lebens dir erschienen,
Erschrocken zogst du dich zurück.

Vielleicht, wenn unsre Augen, Kind,
Einmal erlöschen, wird uns scheinen,
Sie hätten von der Erde, Kind,
Nicht mehr gesehen als die deinen.

Hermann Hesse

(Aus: Hermann Hesse: Die Gedichte:

Am Beginn stand die Betroffenheit

Vor 15 Jahren wurde mein Sohn David, mein drittes Kind, in der 30. Schwangerschaftswoche aus ungeklärten Gründen tot geboren. Dieses Ereignis war für mich eine der schmerzlichsten, aber auch bedeutsamsten Erfahrungen meines Lebens, und ich habe dadurch vieles gelernt über Tod und Trauer sowie über den Unterschied zwischen hilfreicher und wenig hilfreicher Unterstützung in einer solchen Situation. Das persönliche Erlebnis als „Initialzündung" war für mich ein starker Antrieb, der mir geholfen hat, viele meiner Vorstellungen zu realisieren.
Seit mehr als einem Jahrzehnt begleite und berate ich Trauernde, schwerpunktmäßig Eltern, die ihre Kinder während der Schwangerschaft oder kurz nach der Geburt verloren haben.
In Aachen wurde 1988 die erste Trauergruppe für Eltern nach einer Totgeburt an der Katholischen Familienbildungsstätte von mir ins Leben gerufen. Sie bestand zunächst aus vier betroffenen Paaren und war sozusagen die Keimzelle, aus der die gesamte Arbeit sich entwickelt hat. Die Gruppe mit dem Namen *„Gute Hoffnung, jähes Ende – Glücklose Schwangerschaft"* existiert heute noch und weitere Trauergruppen sind aus ihr hervorgegangen.
Der Bedarf an Trauergruppen wächst stetig und ist ein Beweis für die Wichtigkeit außerfamiliärer Beziehungen in der Trauer.

Im Laufe der eigenen Auseinandersetzung mit Tod und Trauer wurde mir immer stärker bewusst, dass Trauerprozesse sich zunächst zwar als *individuelle* Prozesse gestalten, ihr Verlauf aber in ganz entscheidendem Maße abhängig ist von *Beziehung,* von zwischenmenschlichen Verbindungen innerhalb von *Systemen.* „Trauer ist mehr als die Auseinandersetzung einer Person mit Verlusterlebnissen. Sie erfasst Partnerschaft und Familie, soziale Gruppen und Gesellschaftssysteme."[1]
Trauer wird somit zu einem umfassenden Phänomen und spielt von daher auch eine wichtige Rolle im Beratungskontext. Nicht selten stellt sich in Beratungsprozessen eher „zufällig" heraus, dass frühere, nicht ausreichend betrauerte Verlusterfahrungen zu Einschränkungen der Lebensqualität oder zu Beziehungskonflikten führen. Andererseits wird Beratung gezielt in Anspruch genommen, um Hilfe bei der Trauerbewältigung nach einem konkreten Verlust zu finden.
Eine *systemische Trauerberatung,* die sich nicht nur um den einzelnen Trauernden bemüht, sondern das ganze familiäre System miteinbezieht, scheint noch wenig verbreitet zu sein. Dies wird auch aus der Tatsache ersichtlich, dass es bisher im deutschsprachigen Raum kaum Literatur zu diesem Thema gibt. Eine Ausnahme bildet das Buch von *Hans Goldbrunner „Trauer und Beziehung",* mit dem er versucht, einen *systemischen* Weg der Trauerberatung zu beschreiten.

Durch die langjährige Beschäftigung mit Trauernden und Menschen in anderen Krisensituationen sind in mir Einstellungen und Haltungen erwachsen, die mit systemischen Grundhaltungen in wesentlichen Aspekten übereinstimmen.
Einer meiner tragenden Leitgedanken ist der Satz von Carl Rogers: *„Jeder Mensch trägt die Lösung seiner Probleme in sich selbst.“* Dementsprechend war und ist meine Arbeit stark darauf ausgerichtet, die Ressourcen der Beratung-Suchenden gemeinsam mit ihnen zu entdecken und zu stärken und sie als „Expertinnen“ und „Experten“ für ihre eigene Situation zu betrachten.
Gerade im Umgang mit Trauernden habe ich gelernt, das individuelle Herangehen an eine Lebensproblematik und das je eigene Tempo eines Menschen bei ihrer Bearbeitung zu respektieren und meine Vorstellungen davon, was wann für ihn richtig ist, zurückzustellen.
Von daher hat mich vor allem das Welt- und Menschenbild *Virginia Satirs* begeistert und bestärkt.[2] Ihre Überzeugung, dass persönliches Wachstum von jedem Punkt der Entwicklung aus möglich sein kann, ist meiner Erfahrung nach besonders stimmig bei einschneidenden Lebensereignissen, wie etwa bei tief greifenden Verlusten.
Besonders in dieser Situation ist es möglich, die Intensität der in der Trauer empfundenen Emotionen zu nutzen, um Verhaltensstrukturen zu verändern. „Das Skript der Familie in der Auseinandersetzung mit Tod, Trennung und Trauer kann positiv verändert werden“[3] – und so zu neuem Leben nach dem Tod zu kommen.

Im Mittelpunkt meiner Tätigkeit steht die Begleitung *früh* verwaister Eltern. Dabei wird die Problematik des frühen Kindstodes vom Tod als Tabu-Thema unserer Gesellschaft überschattet. Insbesondere der Tod am *Anfang* des Lebens erscheint besonders unpassend in unserer Zeit, in der das Gefühl vorherrscht: Alles ist planbar und machbar. Das Sterben von Babys im Mutterleib oder kurz nach der Geburt ist ein Thema, das öffentlich kaum diskutiert wird, da Babys in unserem Land normalerweise *nicht* sterben sollten.
Die Realität sieht allerdings anders aus. In Deutschland gibt es jährlich ca. 3.500 Totgeburten, wobei sich die Rate der Totgeburten in den letzten Jahrzehnten nicht wesentlich verringert hat, während die Säuglingssterblichkeit in unserem Land drastisch zurückgegangen ist. Ca. 4.500 Kinder sterben während der Geburt oder in der Woche danach, rund 300.000 Frauen erleben eine Fehlgeburt in den ersten 12 Wochen der Schwangerschaft.
Wenn Geburt und Tod zusammenfallen, scheint die natürliche Weltordnung verletzt. Geburt – das ist *der* Moment im Leben, wo eine Familie entsteht, wo *Neues* wird. Eine Situation, die uns mit viel Hoffnung auf Zukunft erfüllt. „Jede Geburt ist an sich Erneuerung des Lebens, zudem Symbol dafür, dass Leben immer wieder neu werden kann, dass Neuansätze immer wieder möglich sind. Gerade dieses Lebensgefühl wird beim Tod eines Kindes während, kurz vor oder kurz nach der

Geburt empfindlich verletzt."[4] Ein *Tod zur Unzeit*, der Hoffnungen, Lebenspläne, Visionen zerstört.

Die meisten Menschen werden irgendwann im Leben von diesem Thema berührt – entweder durch eigenes Erleben, durch Erfahrungen im privaten Umfeld oder durch die Herausforderung im professionellen Bereich, betroffenen Eltern Zuwendung und Unterstützung geben zu müssen.
Seit Jahren führe ich Fortbildungen durch für beruflich involvierte Personengruppen, größtenteils für medizinisches Personal (Hebammen, Ärzte, Geburtsvorbereiterinnen). Diese bemühen sich nach Kräften, den Bedürfnissen früh verwaister Eltern gerecht zu werden. Vieles hat sich in den letzten zehn Jahren drastisch verändert. So ist heute in den meisten Kliniken bekannt, dass die Eltern möglichst viel Bindung aufbauen sollten zu ihrem sterbenden oder toten Kind, dass sie es kennen lernen müssen, um Abschied nehmen zu können, dass Erinnerungen an das Kind geschaffen werden müssen. Und dass ein totes Kind – unabhängig von seinem Geburtsgewicht – ein Recht darauf hat, mit Würde behandelt zu werden. Dies alles sind notwendige Voraussetzungen für früh verwaiste Mütter und Väter, in einen heilenden Trauerprozess einzusteigen.
Eine andere Berufsgruppe, die gefordert ist, sich mit den Bedürfnissen trauernder Mütter und Väter auseinanderzusetzen, sind Priester und pastorale Mitarbeiter. Diese äußern gerade in Bezug auf den Frühtod von Kindern große Hilflosigkeit, Unsicherheit und Sprachlosigkeit. Einerseits besteht der Wunsch, Gott als tröstende Instanz ins Spiel zu bringen, andererseits wird jedoch die Gefahr gesehen, Eltern einen Trost aufzudrücken, der nicht zu ihnen „passt", ihnen einen Weg aufzuzeigen, der nicht der ihre ist. Die meisten Eltern, die mir begegnet sind, suchten in dieser Grenzsituation nach – oft tief verschütteten – spirituellen Ressourcen, fanden einen neuen Zugang zu ihren religiösen Bedürfnissen. Diese brechen zunächst auf in der fast immer gestellten Frage nach dem *Warum*: „Warum gerade mein Kind? Warum wird uns das zugemutet? Warum lässt Gott das zu?" Oft tritt Gott im Bewusstsein eines Paares erst dann wieder in Erscheinung, wenn Anlass zum Hadern mit ihm gegeben ist. Der Kindheitsglaube an einen „Allmachtsgott" gerät ins Wanken. Viele trauernde Eltern suchen nach seelsorgerischer Begleitung. Dies wird besonders augenfällig bei unseren jährlich stattfindenden Gedenkgottesdiensten, die sich großen Zuspruchs erfreuen. Hier wird deutlich: Eltern brauchen die tröstliche Gewissheit, dass ihr Kind von Gott angenommen und geliebt ist. Dass Gott ihrem Kind Vater und Mutter ist, wo sie selbst es nicht sein können. Kirche ist, abgesehen von Trauergruppen, der einzige Raum, in dem trauernde Eltern zusammenkommen, die tröstende Nähe der anderen spüren, sich in der Geborgenheit der Gruppe in die Trauer fallen lassen können, die durch gestaltete Rituale einen schützenden Rahmen erhält. In zunehmendem Maße äußern auch Eltern bei früher Fehlgeburt oder nach einem Schwangerschaftsabbruch aus medizinischen Gründen den Wunsch, ihr Kind segnen oder beerdigen zu lassen. In die-

sen Fällen trifft man auf große Unsicherheit, zum Teil auch auf Unverständnis bei Seelsorger/-innen. Müttern, deren Schwangerschaft nur wenige Wochen gewährt hat sowie Eltern, die sich bewusst für die Beendigung einer Schwangerschaft entschieden haben – und die meisten tun dies unter großen inneren Schmerzen und Gewissenskonflikten –, wird auch von Seiten der Kirche nicht selten die „Berechtigung" zum Trauern abgesprochen. Wichtig dagegen wäre, auch diese Eltern zu ermutigen, Abschiedsrituale und Gedenkfeierlichkeiten für ihre Kinder zu zelebrieren, ihnen pastoralen Beistand anzubieten.

Die Trauer der Eltern um ein Kind endet nie.
Sie verändert sich im Laufe der Zeit. Wir können lernen, mit ihr zu leben, sie in unser Leben zu integrieren, ihre kreative Energie zu nutzen für ein verwundbares, aber hoffnungsvolles Leben. Eltern wollen ihr totes Kind nicht vergessen, sondern ihm einen Platz in ihrem Leben, in ihrer Familie, in Kirche und Gesellschaft einräumen.

„Man weiß, dass die akute Trauer nach einem solchen Verlust ablaufen wird, aber man wird ungetröstet bleiben, nie einen Ersatz finden. Alles, was an die Stelle rückt – und wenn es sie auch ganz ausfüllen sollte –, bleibt doch etwas anderes. Und eigentlich ist es recht so. Das ist die einzige Art, die Liebe fortzusetzen." [5]

Ich danke allen, die am Entstehen dieses Buches mitgewirkt haben. Vor allem den Müttern und Vätern, die ihre sehr persönlichen Briefe an ihre verstorbenen Kinder dafür zur Verfügung gestellt haben.

Gerda Palm *Aachen, im Herbst 2000*

Anmerkungen

1 Goldbrunner, H.: Trauer und Beziehung. Mainz 1996 (Klappentext).

2 Vgl. Satir, V. und Baldwin, M.: Familientherapie in Aktion. Paderborn 1991.

3 McDaniels, S. et al.: Familientherapie in der Medizin. Heidelberg 1997, 300.

4 Kast, V. in: Lutz, G. und Künzer-Riebel, B.: Nur ein Hauch von Leben. Lahr 1988, 64.

5 Sigmund Freud an Ludwig Binswanger, aus: S. Freud/L. Binswanger, Briefwechsel 1908–1938, Frankfurt am Main 1992.

1. Trauer

Das Wort

Trauer bedeutet Anpassung an Verlust; sie umfasst ein breites Spektrum von Gefühlen und Verhaltensweisen, die nach einem schmerzlichen Verlust auftreten.
„Wenn ein Mensch stirbt, den wir lieben, der von großer Bedeutung für unser eigenes Dasein ist – oder nach Trennung und Abschieden *vor* dem Tod – erleben wir eine schwer beschreibbare Erschütterung, die wie ein gewaltiges Beben unsere gesamte Existenz trifft. Nichts wird je wieder sein wie es war.“[1]
Ereignisse wie Abschied, Trennung oder Tod lösen meist tiefe seelische Krisen aus. Es sind Grenzreaktionen, die Menschen verstören, bedrohen und bis aufs Äußerste belasten können. Wie ein solches bedeutsames Lebensereignis wahrgenommen wird und wie darauf reagiert wird – mit heftigen Gefühlsausbrüchen oder eher verhalten – ist sehr individuell.
Trauer kann mit den verschiedensten Verlusten verbunden sein oder auf sie folgen, wie beispielsweise Trennung, Scheidung, Tod, Verlust der Gesundheit oder Verlust von Hoffnungen oder Lebensperspektiven, Ablösung von den Kindern oder von bestimmten Lebensphasen. Unser Leben ist voller Abschiede und Verluste und alle müssen auf irgendeine Weise betrauert werden.

Ob es Trauernden gelingt, eine Antwort zu finden, die sie nicht dauerhaft verstört, sondern Heilung ermöglicht, hängt von vielen Faktoren ab: der Persönlichkeit der Betroffenen, der Art und den Umständen des Todes, der Intensität des Abschiednehmens, der Beziehung zum/zur Verstorbenen. Vor allem aber hängt Heilung davon ab, wie der Hinterbliebene das in Angriff nimmt und bewältigt, was der Psychoanalytiker *Sigmund Freud* als *Trauerarbeit* bezeichnete. Dieser modern anmutende Ausdruck wurde von Freud bereits 1916 geprägt: die Bereitschaft, sich einzulassen auf einen oft langen und schmerzhaften Prozess, den man auch als „Schwerstarbeit der Seele“ bezeichnen könnte.
Trauer erfasst den ganzen Menschen mit Leib und Seele, denn auch der Körper reagiert und muss reagieren. Diese Dualität wird deutlich, wenn wir den Ursprung des Begriffes *trauern* betrachten. Das althochdeutsche Wort *truren* meint auch „die Augen niederschlagen“. Somit liegt „trauern“ wohl die Bezeichnung einer Trauergebärde (den Kopf senken o.Ä.) zugrunde.[2] Bereits von der Etymologie her wird der körperliche Ausdruck seelischen Leids deutlich.

Unser Leben ist ständig von Verlusten bedroht, die betrauert werden wollen. „Lebensereignisse, die mit Verlustkummer zu tun haben, sind besonders intensiv an Gefühlsstärke. Sie sind die schmerzlichsten und stressvollsten in unserem Leben und führen immer zu körperlichen und seelischen Reaktionen … Verlustkummer ist eine Erfahrung, die jeder Mensch machen und mit der er fertig werden muss."[3] Doch ist der Mensch von Natur aus mit Fähigkeiten ausgerüstet, die ihm helfen, Verluste und Trennungen zu bewältigen.

Trauern als innerpsychischer Prozess

Trauer ist ein Prozess: Trauer zielt auf Überwindung; das Ziel jeder Trauer ist Heilung oder Verringerung der Trauersymptome und damit die Überwindung des Verlustes.
Durch den Tod eines nahe stehenden Menschen entsteht eine plötzliche Unterbrechung der Lebensnormalität. Anstelle der gewohnten Ordnung herrscht Chaos. Dies verlangt Umorientierung im Denken, Fühlen und Handeln. Trauer ist mehr als ein passives Zulassen von Gefühlen, die nach einem Verlust hereinstürzen – sie ist eine aktive und lebendige Auseinandersetzung mit einer veränderten Lebenssituation, mit der Persönlichkeit des „Verlorengegangenen", mit der Beziehungsqualität, mit den Erinnerungen.
Die Anpassung an die Verluste des Lebens und an die dadurch bedingten Veränderungen erfordern ein erhebliches Maß an Zeit und Energie.
Der Vorgang des Trauerns vollzieht sich in einem inneren Prozess, der auf Entwicklung ausgerichtet ist. Es geht um die innere Loslösung von dem/der Verstorbenen, dem „geliebten Objekt", wie Freud dies bezeichnet hat.
Die Realität des Todes wird nicht auf Anhieb akzeptiert und löst zunächst großen Widerstand bei den Hinterbliebenen aus: Innerlich wehrt sich alles dagegen, dass die Verstorbenen nicht zurückkehren. Trauernde versuchen, die Trennung zu überwinden, indem sie den inneren Kontakt auf einer imaginären Ebene aufrechterhalten, in Träumen oder fantasierten Zwiegesprächen. „Eine wichtige Bezugsperson wird nicht leichtfertig aufgegeben, sondern es werden alle Kräfte eingesetzt, um sie zu suchen."[4]
Das innerliche Sträuben gegen die Realität des Todes kann zunächst als normaler Vorgang und als aktives Element der Trauer betrachtet werden. Erst wenn Trauernde in diesem Zustand der Realitätsverleugnung verharren und keine Ansätze zur Weiterentwicklung zu erkennen sind, besteht die Gefahr, dass die Trauer pathologische Züge annimmt.
Während Trauernden früher eine gewisse Zeit des inneren Rückzugs offiziell zugestanden wurde – die ausgefüllt war durch Rituale – besteht heute eher die Tendenz, einen länger andauernden Trauerprozess mit Argwohn zu betrachten und die Trauernden zur raschen Aufgabe der Trauer zu drängen. Besondere Schwierigkeiten ergeben sich aus der Tatsache, dass Trauer nicht mehr als langwieriger Prozess angesehen wird und in vielen Fällen erheblich mehr Zeit und Energie in Anspruch nimmt, als von der Umgebung und den Trauernden selbst zunächst erwartet und eingeräumt wird.[5]

Liebe Sarah, liebe Rebecca

Als der Arzt mir im April 96 bestätigte, dass ich mit Zwillingen schwanger war, war die Freude riesengroß. Mit meiner Freude habe ich euren Vater und eure 2 Brüder immer wieder angesteckt.
Bis zur 22. Woche ist alles gut gegangen mit euch und auch mit mir.
Als sich plötzlich starke Blutungen einstellten und ich ins Krankenhaus musste, konnte ich es nicht fassen. Es durfte nicht sein, dass mit euch etwas nicht stimmte.
Als die Ärzte doch sagen mussten, dass ihr keine Überlebenschance mehr hättet, war der Tag plötzlich schwarz und grau. Wie habe ich um euch geweint und mit dem Schicksal gerungen.
Ich wollte euch nicht hergeben. Meine Zwillinge.
In der Nacht habe ich lange wach gelegen und an euch gedacht.
Plötzlich ging mir durch den Kopf: Wenn es doch nicht mehr zu ändern ist und ihr nicht überleben könnt, warum sich noch lange quälen. Lieber jetzt ist alles zu Ende, als noch länger zu liegen und doch zu wissen, es gibt kein Leben für euch.
Mit diesen Gedanken kehrte Ruhe ein in mein Herz.
Im Nachhinein habe ich begriffen, dass ich euch in dieser Nacht losgelassen habe und ihr in Ruhe gehen konntet – euren Weg in die Ewigkeit.
Am nächsten Morgen setzten dann auch die Wehen ein. Um die Mittagszeit habe ich euch ganz normal geboren wie eure Geschwister schon zuvor.
Ihr wart so klein, dass ihr beide zusammen in meinen beiden Händen Platz hattet. Eure Augen waren geschlossen und eure Herzen schlugen nicht mehr.
Euer Vater hat geweint, als er euch in meinen Händen hat liegen sehen.
Für eure Geschwister wart ihr zwei Engel, die in den Himmel geflogen sind.
Heute, drei Jahre später, ist der Schmerz nicht mehr so stark. Eure beiden Brüder haben uns sehr über die schwere Zeit geholfen, die auf euren Tod folgte. Sie haben uns die Kraft gegeben, die wir brauchten, um den Schmerz um euch zu lindern.
Manchmal sprechen wir noch von euch und das tut gut. Im Herzen und in unseren Gedanken seid ihr immer bei uns. Ich habe euch meiner Oma anvertraut und weiß, dass ihr in guten Händen seid.

Viele liebe Gedanken
Eure Mama

Trauern als menschliche Fähigkeit

Im Hinblick auf die Trauer steht der einzelne Mensch als Individuum im Mittelpunkt. Es geht um dessen ganz persönliche Bindung zu einer anderen Person, deren Verlust – je nach Intensität der Bindung – starke Schmerzen auslösen und die eigene Existenz in Frage stellen kann.[6]
Die individuumsorientierte Betrachtungsweise lenkt deshalb das Augenmerk auf die Wahrnehmung und Beschreibung des individuellen Trauererlebens und -verhaltens.
Sie orientiert sich an der Selbstwahrnehmung der/des Trauernden, die/der sich – besonders im Stadium der intensiven Trauer – häufig isoliert, allein gelassen und unverstanden fühlt, während sie/er um sich selbst kreist und den Schmerz um den Verstorbenen in das Zentrum der Gedanken und Gefühle stellt. In dieser Verfassung können die Trauernden nur wenig Interesse für die noch lebenden Bezugspersonen aufbringen.
Viele Trauernde brauchen eine Zeit besonders inniger Verbindung mit dem/der Verlorenen, eine Art Symbiose, die das unbewusste Ziel hat, Anteile des/der Verstorbenen in das eigene Leben zu integrieren, so dass etwas von ihm/von ihr bleibt. Trauer ist oft ein sehr einsamer Prozess, der von Außenstehenden häufig schwer nachvollziehbar ist.

Anmerkungen zu Kapitel 1

1 Voss-Eiser, M.: Noch einmal sprechen von der Wärme des Lebens…, Freiburg 1997, 23.
2 Vgl. Klug, F.: Etymologisches Wörterbuch der deutschen Sprache, Berlin 1989, 737.
3 Canacakis, J.: Ich sehe deine Tränen, Stuttgart 1991, 27.
4 Goldbrunner: Trauer und Beziehung, 18.
5 Vgl. ebd., 19-20.
6 Ebd., 30.

2. Systemorientierte Betrachtung der Trauer

Diese individuumszentrierte Perspektive der Trauer ist zu erweitern durch eine systemische Sicht, die die Wahrnehmung nicht ausschließlich auf die einzelnen Trauernden richtet, sondern ebenso auf das gesamte soziale Gefüge, das sie umgibt. Im systemischen Denken wird das Individuum immer auch in der Interaktion mit anderen Personen gesehen. So können – bezogen auf Trauerprozesse – Verstorbene und Trauernde als Teile sozialer Gefüge wahrgenommen und beschrieben werden, die durch den Tod nachhaltig erschüttert wurden.

Was ist ein System?

Systeme entstehen durch den Unterschied zwischen *innen (im System)* und außen *(in der Umwelt)*: Die Grenzen eines Systems sind festgelegt und von außen zu erkennen. Es bedarf immer eines Beobachters, der entscheidet, was System und was Umwelt ist.
Lebende Systeme zeichnen sich durch ihre Eigendynamik aus, die sie aktiv aufrechterhalten. Sie sind in ständiger Veränderung und verfügen daher über unendliche Möglichkeiten, sich zu verhalten. Es ist notwendig, dass innerhalb eines Systems Ordnungen und Vereinbarungen entwickelt werden, die es ermöglichen, das Verhalten der einzelnen Mitglieder voraussehbar und vorhersagbar zu machen. Die Beziehungen der Mitglieder innerhalb eines Systems sind intensiver und produktiver als deren Beziehung zu Personen außerhalb des Systems.
Die Grenzen in sozialen Systemen dienen der Abgrenzung gegen die Umwelt und können mehr oder weniger durchlässig sein. Innerhalb eines Systems gibt es zahlreiche Möglichkeiten der Subsystembildung, wie zum Beispiel in Familien: das Eltern-Subsystem, das Geschwister-Subsystem, das weibliche bzw. männliche Subsystem und weitere Aufteilungsformen entsprechend der Interessen, des Verhaltens, der Eigenschaften verschiedener Gruppen innerhalb des Systems.
In der Gesamtfamilie wird der Abgrenzung des elterlichen Subsystems besondere Bedeutung beigemessen. Die Klarheit der Grenze zwischen Eltern und Kindern wird als wichtiger Indikator für das Funktionieren einer Familie angesehen.
Die Begriffsdefinitionen für System von *Monica McGoldrick* und *Randy Gerson* eröffnen den Zugang zum Komplex *Trauersystem*: „Der Begriff System bezeichnet eine Gruppe von Menschen, die als funktionales Ganzes interagieren. Weder die Menschen noch ihre Probleme existieren in einem Vakuum. Beide sind untrennbar

mit größeren Interaktionssystemen verwoben, von denen die grundlegendste die Familie ist. Die Familie ist das primäre und – von wenigen Ausnahmen abgesehen – einflussreichste System, dem ein Mensch im Laufe seines Lebens angehört.“[1]
Die körperliche, soziale und emotionale Befindlichkeit eines Familienmitglieds steht in starker wechselseitiger Abhängigkeit vom Familiensystem: Verändern sich Elemente oder Strukturen innerhalb des Systems, so hat dies Auswirkungen auf jedes einzelne Systemmitglied.
Jedes familiäre System ist von spezifischen Mustern geprägt, die von Generation zu Generation weitergegeben werden können. *Murray Bowen* nennt dies „die generationsübergreifende Übertragung von Familienmustern“[2] und meint damit Verhaltens- oder Beziehungsmuster, die von einer Generation zur nächsten beibehalten oder verändert werden.
Probleme und Symptome treten vorwiegend in Krisen- oder Übergangsstadien im familiären Lebenszyklus auf. Dabei lösen Ereignisse wie Geburt und Tod die einschneidendsten Veränderungen aus.

Trauersysteme

Durch den Tod eines Mitglieds wird ein System zum „Trauersystem“. Die Aufgaben, Rollen und Beziehungen innerhalb des Familiensystems werden durch den Verlust tangiert und meist beeinträchtigt und müssen neu geordnet werden. Dies stellt eine große Herausforderung an das soziale System und seine Anpassungsfähigkeit dar. „Das System muss die Aufgabe des Trauerns bewältigen, es wird sozusagen zu einem *Trauersystem,* das allen Mitgliedern einen Raum bietet, den Verlust auf ganz persönliche Art zu verarbeiten und gleichzeitig eine sich gegenseitig unterstützende Trauergemeinschaft zu bilden, in der die bisherigen Beziehungen durch den Tod eines Mitglieds berührt werden.“[3]
Hier wird die optimale Wirksamkeit eines Trauersystems beschrieben, in der Realität können jedoch eine Reihe von Widerständen innerhalb und außerhalb des Systems dessen Effektivität verhindern.
Neben den individuellen Komponenten ist also Trauer in entscheidendem Maße abhängig von der Beschaffenheit der sozialen Systeme, in denen getrauert wird: „Beziehungssysteme legen die Bedingungen der Trauer fest, indem sie bestimmen, ob überhaupt, wie lange, wer und in welcher Form getrauert werden darf.“[4]
Ähnlich wie sich Trauerverhalten in großen Gesellschaftssystemen, also in verschiedenen Kulturen, Religionen und Regionen unterscheidet, so entwickelt auch jede Familie ihre eigenen Regeln und Verhaltensformen, so dass sie für ihr spezielles soziales Gefüge „passen“ und das System geschützt wird.

Meine liebe Tochter

Du bist so weit weg
und doch bist du so nah.
Du lebst in unseren Herzen weiter.
In der Nacht, wenn die Sterne leuchten,
weiß ich, dass du da bist.
Am Tag, wenn die Sonne lacht,
weiß ich, dass auch du lachst.
Es wäre schön, wenn du jetzt im Frühjahr
mit uns den Garten bearbeiten könntest.
Blumen säen und wachsen sehen.
Regenwürmer ausgraben und bestaunen,
so wie deine Brüder es tun.
Kartoffeln setzen und Rasen mähen.
Ich weiß, dass du da bist
und uns zuschaust von deinem Stern.
Jedes Kind hat einen Stern.
Du bist so weit weg wie der Stern
und doch bist du so nah,
zum Greifen nah.
Es macht mich traurig, dass ich nie
dein lachendes Gesicht gesehen habe.
Und doch weiß ich, wie es ausgesehen hätte.
Du hast in mir gelebt, gelacht und geweint.
Das alleine war es schon wert,
zu wissen, dass es dich gibt.
Ich hoffe, dass es dir gut geht und dir warm genug ist,
dass meine Wärme dich umgibt.
Du bist so weit weg
und doch bist du so nah,
zum Spüren nah.
Ich werde in Gedanken immer bei dir sein
und dich beschützen.

In Liebe
Deine Mama

Beziehungsmuster in Trauersystemen

In den meisten Trauersystemen entwickelt sich eine Rollenaufteilung, die von zwei Personen übernommen wird:
Es gibt eine Person, die am stärksten durch den Tod betroffen ist und die intensivste Trauer zeigt, den/die Haupttrauernde/n, im Folgenden *chief-mourner* genannt. Die Komplementärrolle dazu übernimmt die Person, die die intensivste Beziehung zum/zur Haupttrauernden aufrechterhält, der Tröster/die Trösterin, hier *helper* genannt.[5]
Die Position des *chief-mourners* ist mit der Rolle eines Kranken zu vergleichen, da er für eine gewisse Zeit von Alltagsaufgaben und sozialen Verpflichtungen befreit ist, um sich ganz der Trauer widmen zu können. Oft kann tiefe Trauer erst zugelassen werden, wenn man sich in seinen Trauerschmerz fallen lassen kann und von jemandem aufgefangen wird.
Dem *helper* dagegen kommt die Aufgabe zu, den Trauernden auf unterschiedlichen Gebieten zu unterstützen durch praktische Hilfe in Alltagsangelegenheiten oder durch seelischen Beistand in Form von Zuhören, Trösten und Ermutigen.
Die Rolle des *helpers* ist dadurch belastet, dass der Verlust des/der Verstorbenen für ihn vielleicht ebenso bedeutsam ist wie für den *chief-mourner*, dass er selbst trauert, aber keine Hilfe bekommt. In der ersten Phase der intensiven Trauer kann diese Rollenverteilung meist gut ausgehalten werden, in einem fortgeschrittenen Stadium treten jedoch häufig Spannungen auf. Zum einen geht der *helper* emotional leer aus, zum anderen kommt ihm die undankbare Aufgabe zu, den *chief-mourner* dazu zu bewegen, seine intensive Trauer zu beenden und seine „Lebensnormalität" wieder aufzunehmen.
Dadurch entstehen auf beiden Seiten Widerstände und Aggressionen, die zu starken Konflikten führen , wenn dieses Rollenmuster zu lange aufrechterhalten wird, wie es in rigiden Systemen leicht der Fall ist. Günstig dagegen ist, wenn die Rollen wechseln, was in flexiblen Systemen eher möglich ist.

Dieses Beziehungsmuster wird mir immer wieder deutlich bei Eltern, die ihr Kind während der Schwangerschaft oder kurz danach verloren haben. Ganz klar ist die Mutter als die Haupttrauernde definiert, da sie ja die stärkste, weil auch körperliche Verbindung zum Kind hatte. Ihr wird, zunächst jedenfalls, die Rolle der Trauernden zugestanden, während ihr Mann als trauernder Vater kaum gesehen wird.
Er ist derjenige, der sofort wieder funktionieren muss, der die Beerdigungsangelegenheiten regelt, den Haushalt versorgt oder – meist ohne Unterbrechung – wieder seiner Arbeit nachgeht.

Oft löst gerade dieses „Funktionieren-als-wäre-nichts-geschehen“ und die dem Vater abgeforderte distanziertere, sachliche Haltung Konflikte innerhalb der Paarbeziehung aus, in denen die Frau dem Mann vorwirft, er trauere „nicht richtig“; er dagegen ist darüber empört, weil er in seiner Rolle als *helper* oft keine andere Wahl hat, als so „sachlich“ zu sein.
In vielen Fällen ist zu beobachten, dass die Rollen wechseln, wenn die Frau die intensivste Trauerphase überwunden hat, und der Mann dann seine verzögerte Trauer doch noch leben kann. Dies erklärt auch, dass Männer oft länger eine Trauergruppe besuchen als ihre Frauen. Sie kommen zunächst nur als „ Begleiter“ und Stütze für ihre Partnerin mit und entwickeln erst allmählich und mit Hilfe der Gruppe ihre eigene *aktive* Trauer. In anderen Familien ist zu beobachten, dass der Mann psychisch oder auch physisch zusammenbricht, sobald es seiner Frau besser geht und sie nun in der Lage ist, ihn aufzufangen. Auf diese Weise wird das homöostatische Gleichgewicht des Systems wiederhergestellt.

Trauersymbiose und Trauerleugnung

In nahezu allen Systemen ergibt sich eine Spannung aus dem Bedürfnis, auf individuelle Weise zu trauern und dabei von anderen unterstützt und getröstet zu werden einerseits und aus der Unfähigkeit, den Ansprüchen der Mittrauernden gerecht zu werden andererseits. Um diese Spannung zu überwinden, bilden Trauernde eine enge Gemeinschaft, in der Unterschiede im Trauerverhalten nivelliert und geleugnet werden und ein für das gesamte System einheitliches Trauerniveau maßgeblich ist.[6]
In der Anfangsphase der Trauer hat diese *Trauersymbiose* durchaus ihre Berechtigung, hilft sie doch den Trauernden über die erste schmerzliche Zeit des Verlustes hinweg. So berichten Paare oft beim Erstgespräch, wie sehr sie der Tod ihres Kindes „zusammengeschweißt“ hat und welche nie gekannte Nähe und gegenseitiges Verstehen sie dadurch erfahren haben. „Neben die Gefühle der Trauer und Verzweiflung tritt eine Art solidarisches Glücksgefühl, das sich auf die noch verbliebenen Beziehungen bezieht und die Trauer erträglich macht.“[7]
Dieser Zustand der Harmonie hält jedoch nicht lange an. Die individuellen Unterschiede treten mit der Zeit immer stärker zu Tage und werden als bedrohlich empfunden. Enttäuschung über den Verlust dieser Einheit kann zu schweren Beziehungsproblemen führen und den Zusammenhalt des Systems gefährden. Um diese Überforderung des Systems abzuwehren, werden die Unterschiede im Trauern geleugnet. Es bildet sich meist ein *Subsystem* heraus, das die anderen Mitglieder dazu bewegt, sich ein verändertes Trauerverhalten anzueignen und ihren ursprünglichen Weg der Trauerverarbeitung aufzugeben.

Bei dieser Form der Trauersymbiose stagniert der Trauerprozess. So ist es in manchen Fällen lebensnotwendig, die Trauerarbeit zurückzustellen, um das gesamte System nicht zu gefährden.

Beim Tod kleiner Kinder, vor allem bei Fehlgeburten, Totgeburten, Schwangerschaftsabbrüchen, wird die Trauer häufig geleugnet.
Da es in diesen Fällen noch keine – oder nur eine sehr kurze – gemeinsame Vergangenheit gab, wird oft kein vernünftiger Grund gesehen, den Verlust zu beklagen.
„Trauer über etwas, was eigentlich noch nicht greifbar ist oder zumindest noch keine wichtige Stelle im Leben einnimmt, erscheint der Umwelt irrational und wird sehr schnell in den Bereich der Fantasterei oder gar der psychischen Verstörtheit abgetan.“[8]
„Tröstende“ Aussagen wie „Es hat ja noch gar nicht richtig gelebt – Ihr habt es doch gar nicht richtig kennen gelernt. – Das war ja noch gar kein Kind“ drängen die früh verwaisten Eltern in die Leugnung hinein und erschweren es ihnen, ihre – oft unerwartet heftige – Trauer bei sich selbst zu akzeptieren und infolgedessen auch zu leben.
Denn meist waren an dieses Kind schon hohe Erwartungen und Wünsche geknüpft – nicht nur von Seiten der Eltern, oft auch im gesamten Familiensystem. Es ist häufig zu beobachten – und mittlerweile auch aus familientherapeutischer Sicht belegt – dass gerade die ganz früh verstorbenen, *unbetrauerten* Kinder über Generationen hinweg einen ständigen Trauer-Zustand bei Müttern, Vätern und innerhalb von Familiensystemen bewirken können.[9]

Aus welchem Grund auch immer Leugnung auftritt: Die gemeinsam abgewehrte Trauer stellt auf Dauer eine gewaltige Belastung für ein System dar. Die Möglichkeiten des Miteinanders sind erheblich eingeschränkt, da alle Gefühle, die mit der/dem Verstorbenen und mit Trauer in Verbindung gebracht werden, ängstlich vermieden werden müssen. Das System wird zu einer „Verschwörung“, die gegen die Trauer ankämpft wie gegen einen gemeinsamen Feind.[10]

Außerfamiliäre Beziehungen in der Trauer

Eine weitere Variante, der trauerbedingten Krise eines Systems zu begegnen, ist eine stärkere Außenorientierung einzelner Familienmitglieder.
Zeitweise kann das familiäre System damit überfordert sein, die anfallenden, trauerbedingten Aufgaben zu erfüllen. So kann die zunächst Trost spendende Symbiose auf Dauer als starke Belastung empfunden werden, da sie eine Abgrenzung der Trauernden untereinander erschwert. „Die Fähigkeit zur gegenseitigen Unter-

Mein lieber Jonathan,

genau 22 Wochen hatte ich dich in meinem Bauch. Am Anfang war ich erstaunt und konnte es kaum glauben, dass du da warst. Es war so schnell gegangen. Aber ich war jetzt schon stolz auf dich und hab mich so auf dich gefreut. In der 6. SSW hatte ich Blutungen gehabt, was hatte ich Angst um dich. Bis zur 14./15. SSW haben sie angehalten. Was war das ein Wechselbad der Gefühle für mich. (Ein unheimliches Freuen auf dich und eine unglaubliche Angst um dich. Dein Papa und ich haben dich von Anfang an Söckchen genannt, weil ich Ringelsöckchen so liebe.)
Nach der 14. SSW sagte man mir, jetzt wäre alles o.k., du würdest leben. Was war ich froh. Obwohl ich nach wie vor unsicher war. Ich habe dir soviel erzählt, was ich gerade tue, ob in der Küche, beim Einkaufen oder unter der Dusche.
Ich hab dir von deinem Papa erzählt, wie er aussieht und liebevolle Witze über ihn gemacht (und dir gesagt, wo er kitzelig ist, damit du dich später wehren kannst).
Ich habe mich so auf dich gefreut, mir vorgestellt, wie es ist dich im Arm zu halten, dich zu stillen, dich zu wickeln und dabei mit dir zu spielen und zu schmusen, wie es ist, dich im Tragetuch zu haben, wie es ist mit dir den normalen Alltag zu bewältigen, mit dir auf der Hochzeit von Sabine und Rainer zu sein und, und, und ...
Wie du wohl ausgesehen hättest? Dein Papa wollte immer, dass du seine großen Zehen hast, weil sie so was Besonderes sind. Ich hätte es schön gefunden, wenn du Papas Haare und Augen gehabt hättest. Aber egal wie du ausgesehen oder gewesen wärst, ich hätte dich immer geliebt.
Ich hab mich sogar auf dein Schreien gefreut!
Ich hoffe, du hast meine Liebe zu dir immer gespürt, ich weiß nicht, ob du gespürt hast, wenn ich meinen Bauch gestreichelt habe, aber ich meinte damit immer dich.
Ich weiß nicht wann, wie und warum du gestorben bist, ich hoffe nur, du warst nicht allein und hast keine Schmerzen gehabt.
(Das Einzige, was mich ein wenig beruhigt, ist, dass ich jetzt weiß, dass du bei Gott bist und es dort gut hast.)
Mein liebster Jonathan, ich habe dich von ganzem Herzen geliebt.

Deine Mama

stützung nimmt im Verlauf des Trauerprozesses ab, was beinahe zwangsweise Enttäuschungen nach sich zieht."[11]
Diese Enttäuschung ist der Grund, sich von den unmittelbaren Bezugspersonen zu lösen und Unterstützung außerhalb des familiären Systems zu suchen.
Verfügt das System über offene und flexible Grenzen zur Umwelt, so kann ein Teil dieser Aufgaben nach außen verlagert und von Freundinnen, Freunden, ferneren Angehörigen oder professionellen Helferinnen und Helfern übernommen werden. Eine wichtige Rolle kann dabei *Trauergruppen* zukommen. Der Impuls, sich wieder der Außenwelt zuzuwenden, kann die Trauernden aus ihrer Regression lösen und sowohl der Trauerfixierung als auch der Isolation entgegenwirken.
In gestörten Systemen besteht hingegen die Gefahr, dass eine Unterstützung von außen als bedrohlich empfunden wird und von daher nicht zugelassen werden kann, um Auflösungstendenzen des Systems zu begegnen.

Besonders für Eltern nach glückloser Schwangerschaft sind die außerfamiliären Beziehungen außerordentlich wichtig. Gerade in dieser Situation versagt oft das Familiensystem. Das Paar findet eine effektive Unterstützung vielleicht eher durch ähnlich Betroffene.

Anmerkungen zu Kapitel 2

1 McGoldrick, M. u. Gerson, R.: Genogramme in der Familienberatung, Bern 1997, 5.
2 Vgl. ebd., 6-7.
3 Goldbrunner: Trauer und Beziehung, 42.
4 Ebd., 41.
5 Vgl. ebd., 56-59.
6 Vgl. ebd., 59-61.
7 Ebd. 60.
8 Ebd. 63.
9 Vgl. z.B. Hellinger, B.: Finden, was wirkt, München 1995, 188.
10 Vgl. Goldbrunner, ebd., 64.
11 Ebd., 55

3. Systemische Trauerberatung

In systemischen Beratungsprozessen, die auch in der Trauerberatung praktisch umgesetzt werden können, wird der Versuch gemacht, „von einem Problemzustand zu einem Nicht-Problemzustand, also zu einer Lösung zu kommen“[1]. Dabei stehen verschiedene Möglichkeiten, zu einer Lösung zu gelangen, zur Verfügung:

1. Es werden ganz neue Prozesse initiiert („neue Zustände“).
2. Die bisherigen Prozesse werden anders bewertet („positive Umdeutung“).
3. Es werden Wege gesucht, wie man am besten mit dem zurechtkommt, was man nicht verändern kann („Akzeptieren des Unveränderbaren“).

Eine systemisch orientierte Trauerberatung verfolgt dementsprechend als Ziele:
- Von der „Konspiration des Schweigens“ wird versucht zum offensiven Umgang mit Verlust und Trauer zu gelangen, vom ohnmächtigen Ausgeliefert-Sein zu selbstbestimmtem aktiven Trauerverhalten.
- Trauer und alle damit verbundenen Emotionen werden nicht als „Feinde“ betrachtet, als etwas, das man möglichst schnell hinter sich bringen muss, sondern als notwendiger Heilungsprozess und Chance, kreative und wachstumsfördernde Energien freizusetzen.
- Der Tod wird akzeptiert. Trauernde lernen, das Unabänderliche anzunehmen und zu erkennen, wer oder was sie dabei unterstützen kann.

Krankenhausbetreuung

Die Betreuung betroffener Frauen im Krankenhaus, stellt eine Art *akuter Krisenintervention* dar. Dieses Angebot zur „Sofort-Hilfe“ wird von Krankenhäusern sehr unterschiedlich genutzt. Während einige Kliniken sich schwer tun, Hilfe „von außen“ anzunehmen, und es vorziehen, interne psychologische oder soziale Dienste in Anspruch zu nehmen, empfinden andere gynäkologische Chefärztinnen und -ärzte, Hebammen und Krankenhausseelsorger/-innen eine fachlich kompetente Betreuung und Begleitung durch eine Selbstbetroffene als äußerst hilfreiche Ergänzung zu ihren eigenen Möglichkeiten.
Durch einen Arzt, eine Ärztin oder eine Hebamme werde ich als Trauerbegleiterin telefonisch benachrichtigt, wenn eine Frau mit der Diagnose „Intrauteriner Kindstod“ eingeliefert wurde und die Frau oder das Paar ein Gespräch mit mir wünscht. Wenn ich im Krankenhaus eintreffe, ist die Geburt häufig bereits durch wehenaus-

lösende Mittel eingeleitet worden. Das Paar befindet sich in der Regel in einem schockähnlichen Zustand.
Durch sehr behutsame Gespräche, durch Ausdruck von Mitgefühl und Verständnis für diese Grenzsituation, durch Schweigen und Aushalten der zunächst unausgesprochenen Trauer der Eltern kann versucht werden, ihre Versteinerung allmählich aufzulösen und ihnen Raum zu geben, damit ihre Gefühle hervorbrechen können. Meist wird den Eltern dabei bewusst, dass sie viele Ängste und Fragen haben, die sich auf den Geburtsverlauf, auf die erste Begegnung und den weiteren Umgang mit ihrem toten Kind beziehen. Diese tief gehenden Ängste können sie viel leichter jemandem mitteilen, der selbst eine ähnliche Situation durchleben musste, als dem medizinischen Personal.
In dieser Phase ist es besonders wichtig, dass die Eltern von einer Person beraten werden, die mit schmerzhaften Erfahrungen wie Tod, Trauer und Leid umgehen kann. Andererseits ist es notwendig, Abwehrmechanismen dieser Familie gegen Tod, Trauer und Leid zunächst unangetastet zu lassen und sie als bedeutsame Schutzreaktion ernst zu nehmen.
In dieser besonderen Art von Erstgespräch – verbunden mit einer einschneidenden Grenzerfahrung – ist es möglich, wesentliche Informationen über Kommunikation, Regeln und Selbstwert eines Paares zu sammeln und vor allem dessen Bewältigungsmechanismen zu erkennen. Schon an dieser Stelle kann der Blick auf das Familiensystem gerichtet werden, da oft auch bereits vorhandene Kinder sowie Eltern des Paares in irgendeiner Weise in das Geschehen involviert sind.
In dieser Situation, in der sich Eltern von den Ereignissen überrollt fühlen, in der sie in die „Krankenhausmaschinerie" hineingeraten und andere über sie Entscheidungen treffen, in der die meisten Paare – besonders Mütter – von großen Versagensgefühlen gequält werden, ist es von zukunftsweisender Bedeutung, die Eltern in *ihrem Selbstwert zu stärken*. Das kann geschehen, indem sie auf ihre Möglichkeiten der *Selbstbestimmung* hingewiesen werden, ihr Blick hingelenkt wird auf ihre Ressourcen, Wünsche und Erwartungen zum Beispiel hinsichtlich der Geburt ihres Kindes, so dass sie wieder in der Lage sind, Entscheidungen zu treffen, die ihr weiteres Leben beeinflussen, wie:

- In welcher Form möchte ich mich von meinem toten Kind verabschieden?
- Wer soll sich noch verabschieden – Kinder, Freunde, Verwandte?
- Soll das Kind durch ein Ritual gesegnet werden?
- Stimme ich/stimmen wir einer Obduktion zu?
- Möchte ich/ möchten wir eine Bestattung? Wie sollte sie aussehen?

Durch die Möglichkeit der Mitgestaltung kann sich die Situation der betroffenen Eltern wandeln von „Sich-ausgeliefert-Fühlen" zu Autonomie und Mitverantwortung für die eigene Situation.

Felix

Ein Kind wie viele andere ...
unverhofft in unser Leben gepurzelt
in Freude und Liebe erwartet
plötzlich und unerwartet gestorben
im Augenblick der Geburt

Kein Kind im Arm
nur ein Grab mit Blumen
und eine Menge Erinnerungen
an eine schöne Zeit mit ihm

Es bleibt eine tiefe Narbe
die immer mal wieder schmerzt
wenn Kinderlachen und
Kindergeschrei unser Ohr erreicht

Es bleibt aber auch
die Erinnerung an eine glückliche Zeit
und das Leben miteinander und
im Gedenken an unser totes Kind
das in unserem Herzen weiterlebt

Andrea

Einzelberatung

Zur Einzelberatung kommen vorwiegend Frauen nach einem telefonischen Erstkontakt. Zunächst ist es für die Klientin von großer Wichtigkeit, ihre „Geschichte" zu erzählen, dabei eine Anerkennung ihres Trauerschmerzes zu erfahren und in all ihren Gefühlen angenommen zu werden. Die meisten Mütter äußern in der Einzelberatung ihre Schuldgefühle, die besonders beim vorgeburtlichen Tod eines Kindes auftauchen und als sehr belastend empfunden werden, und ihre Ängste in Bezug auf „übersteigerte" Trauer. Die Frage *„Bin ich noch normal?"* verweist häufig auf ein wenig unterstützend wirkendes soziales Umfeld.

An dieser Stelle gilt es zu vermitteln, dass das „Problem" dieser Frau nicht Ausdruck einer tiefer liegenden, individuellen Störung ist, sondern eine „normale"

und notwendige Phase im Trauerprozess darstellt. Weiterhin steht an, gemeinsam herauszufinden: Was braucht die Klientin? Wo sind ihre Kraftquellen? Wo findet sie Unterstützung? Welchen Weg möchte sie gehen? Was hindert sie, bestimmte Schritte zu gehen?
Durch die Abklärung dieser Fragen wird meist auch der Auftrag der Klientin deutlich, ihre Erwartungen an die Beratung, an Einzeltherapie, Paar- oder Familienberatung oder Teilnahme an einer Trauergruppe.
Eine gute Gelegenheit, das soziale System in der Einzelberatung miteinzubeziehen und es präsent zu machen, ist die Erstellung eines Familiengenogramms, bzw. eines Trauergenogramms und die weitere Arbeit damit (siehe Seite 36ff.).

Fast immer wird im Einzelgespräch mit Frauen der andersartige Umgang des Partners mit dem Ereignis des Kindsverlustes und mit der Trauer beklagt. Für Frauen mit frühen Fehlgeburten ist diese Diskrepanz meist das Problem, das sie am stärksten belastet. Sie fühlen sich von ihrem Partner allein gelassen und – schlimmer noch – in ihrer eigenen Trauer behindert.
In diesem Zusammenhang ist es oft hilfreich, anhand der *drei kritischen Punkte in der Partnerschaft „verwaister Eltern"*[2] die „männliche" Art der Bewältigung zu thematisieren:

- die Sprachlosigkeit der männlichen Gefühle,
- der Einsatz von Arbeitswut gegen die Schwermut,
- Sexualität, Sehnsucht oder der Verrat an der Trauer.

Das Verständnis für die Reaktionen des Partners ist oft der entscheidende Schritt dazu, „die Unmittelbarkeit der Krise zu nutzen und kooperativ miteinander umzugehen und auf diese Weise bestehende Muster zu modifizieren"[3].

Paarberatung

Der Anteil der Paare, die gemeinsam eine Trauerberatung in Anspruch nehmen, nimmt deutlich zu. Dies liegt meiner Einschätzung nach zum einen daran, dass die Väter, meist junge Männer, immer stärker in die Ereignisse um Geburt und Tod mit einbezogen sind und sich von daher auch stärker davon betroffen fühlen. Zum anderen aber auch im geschärften Problembewusstsein hinsichtlich Partnerschaftskonflikten in der Trauersituation.
Viele Männer begegnen dem Trauerverhalten ihrer Partnerin mit großer Unsicherheit, da es sich meist erheblich von ihrem eigenen unterscheidet. Diese geschlechtsspezifischen Unterschiede führen zu starken Spannungen, die fast immer in der Paarberatung zum Ausdruck kommen.
Auch hier geschieht eine *Verflüssigung der Probleme* oft alleine dadurch, dass bestimmte Elemente des weiblichen bzw. männlichen Trauerverhaltens als „natur-

gegeben“ dargestellt werden, das heißt beeinflusst durch allgemeine gesellschaftliche Erwartungen, Regeln und Tabus. Dem Anspruch eines Paares auf „Trauerkonformität“ wird somit entgegengewirkt und die Paarbeziehung dadurch entlastet. Durch *positive Umdeutung* des Problems kann die Andersartigkeit im Trauerverhalten als Chance der gegenseitigen Ergänzung und als Möglichkeit, voneinander zu lernen, gesehen werden.

Die Beratung trauernder Paare stellt oftmals eine Herausforderung hinsichtlich *Allparteilichkeit* und *Neutralität* dar, denn gerade in dieser Beratungssituation besteht die Gefahr, das Augenmerk auf den *chief-mourner* zu richten, bzw. auf die Person, die ihre Trauer am vehementesten zum Ausdruck bringt – sei es durch heftige Gefühlsausbrüche, durch wortreiche Darstellung oder auch durch leidvolles Schweigen.
So erinnere ich mich an eine Paarberatung, in der der Mann – was eher ungewöhnlich ist – mir in eindrucksvoller Weise Krankheitsverlauf und Tod seines 2-jährigen Sohnes schilderte und seine eigenen Gefühle sehr eingehend beschrieb. Erst nach geraumer Zeit wurde mir bewusst, dass ich gedanklich ganz auf diesen Vater konzentriert war, dass ich mich ihm auch von der Sitzhaltung her gänzlich zugewandt und seine Frau, die die ganze Zeit über schweigend dabeigesessen hatte, völlig aus dem Blick verloren hatte. Glücklicherweise konnte ich dieser Situation eine Wendung geben, indem ich meine Beobachtung dem Paar mitteilte und fragte, ob dies ein Phänomen sei, das auch sie öfter bemerken würde: Er redet und sie schweigt.

Eine Haltung der Allparteilichkeit im Rahmen der Trauerberatung kann mit dazu beitragen, Rollenmuster innerhalb eines Systems aufzuweichen und die Trauer gleichmäßiger auf alle Familienmitglieder zu verteilen: „Auf diese Weise kommt der ins Stocken geratene Trauerprozess wieder in Fluss; Trauer, gegenseitiges Verständnis, aber auch Konflikte und Konfrontation in Bezug auf die Trauer werden zugelassen.“[4]

Familienberatung

Beratungsgespräche mit mehreren Familienmitgliedern sind in manchen Fällen überaus wichtig, wobei besonders bei trauernden Familien die Kinder direkt in die Beratung miteinzubeziehen sind.
Wenn ein Kind stirbt, gerät das gesamte Familiensystem aus dem Gleichgewicht, was für alle Beteiligten eine große zusätzliche Belastung bedeutet. „Der Tod eines Kindes bedeutet eine Familienkrise in einer kaum zu überblickenden Vielschichtigkeit und Dramatik. Er zerreißt das Geflecht von Rollen, Funktionen und Beziehungsstrukturen und verändert langfristig das seelische Gleichgewicht einer

Familie. Störungen bei Geschwistern eines verstorbenen Kindes sind wichtige Anzeichen dafür, wie die Familie als Ganzes mit dem Verlust umgeht und machen oft die Notwendigkeit eines Hilfsangebotes von außen deutlich."[5]

Ein Beispiel: Familie Meyer (Namen geändert!) kam in die Beratung aufgrund der Schulprobleme ihres 8-jährigen Sohnes Marc. Sie hatten sich an eine städtische Beratungsstelle gewandt und wurden von dort zu mir vermittelt. Nicht zufällig, wie sich herausstellte, denn sie hatten drei Monate zuvor ihren jüngsten Sohn, Paul, drei Jahre alt, durch eine plötzliche Krankheit verloren.
Das erste Gespräch führte ich mit der Mutter auf deren besonderen Wunsch hin alleine. Beim zweiten Gespräch waren ihr Mann und Marc dabei. Die Grundstimmung war sehr gedrückt – die Eltern wirkten nahezu gelähmt, sprachen auffallend leise und langsam und hatten miteinander keinen Blickkontakt. Marc hingegen zeigte viel Lebendigkeit, sprach laut und lebhaft und beantwortete sehr offen meine Fragen.
Durch zirkuläres Fragen[6] versuchte ich herauszufinden, was für jede/n von ihnen als „das Problem" angesehen wurde, wobei ich auch die ältere, nicht anwesende Tochter Suse miteinbezog. Alle waren sich einig darin, das Marcs Schulphobie und seine aggressiven Anfälle die Familie zur Zeit am stärksten belasteten. Meine Versuche, einen Zusammenhang zwischen Marcs Verhalten und dem Tod seines Bruders herzustellen, wurden von allen drei Familienmitgliedern so vehement abgeschmettert, dass ich diesen Gedanken zunächst zurückstellte und mich ganz auf die Schulproblematik einließ.
Im weiteren Gespräch erfuhr ich, dass Frau Meyer viel Verständnis aufbrachte für die Schulunlust Marcs, die sie in erster Linie durch seinen „unmöglichen und inkompetenten" Lehrer verursacht sah. Sie hatte mit ihrem Sohn ein Abkommen geschlossen, dass er an jedem Tag, an dem er bereit ist, zur Schule zu gehen, von ihr eine „Belohnung" erhält in Form einer gemeinsamen Aktivität, Schwimmen, Kino- oder Zoobesuch etc. Allmählich gingen ihr jedoch die Ideen aus. Herr Meyer zeigte sich mit diesem Belohnungssystem nicht einverstanden und vertrat eher die Ansicht, Schule sei Pflicht und man müsse eine gewisse Härte einsetzen, um den Jungen zum Schulbesuch zu bewegen. (An dieser Stelle wurden erhebliche Anforderungen an meine „Allparteilichkeit" gestellt.)
Nachdem Marc mir ausführlich erzählt hatte, was ihn daran hindert, gerne zur Schule zu gehen, und was passieren müsste, *damit* er gerne ginge, gab ich ihm als Aufgabe auf, bis zum nächsten Gespräch zu notieren, was ihm an der Schule gefalle.
Zum Abschluss fragte ich, was Thema bei unserem nächsten Gespräch sein sollte und die Familie einigte sich auf „Marcs aggressive Ausbrüche zu Hause".
Ich entließ die Familie mit einer positiven Rückmeldung bezüglich Marcs lebhafter Mitbeteiligung am Gespräch und der wichtigen Rolle, die er in dieser Familie übernimmt sowie der Würdigung des Bemühens aller, eine gemeinsame Lösung

Brief an ein Kind, das nicht leben konnte,
geschrieben am errechneten Geburtstag.

Mein Mäuslein!

Für Ärzte und Wissenschaftler ist es eine klare Sache: Ein in Teilen entarteter Placenta-Zellverband macht ein gesund wachsendes Kind unmöglich. Aber für mich bist du mein Kind. Ich habe die Veränderung meines Körpers sehr früh und deutlich verspürt und mich so stark und glücklich gefühlt wie niemals zuvor.
Wir haben sehr lange darauf gewartet, deinen Herzschlag zu sehen, und eigentlich hat keiner mehr geglaubt, dass du wachsen könntest. Aber dann war er da und ich weiß, dass es meine Liebe zu dir war, die dies möglich machte. Heute, am Geburtstag deines Opas Dieter solltest du der Welt „Hallo“ sagen. Ich bin so unendlich traurig, dass du nicht mehr lebst und heute nicht unser großer Tag ist.
Dein Papa und ich haben schon vor sechs Jahren beschlossen, dass du entweder Maike oder Jens heißen solltest. Wir haben überlegt, ob du wohl so rote Haare wie dein Opa und Uropa haben würdest, ob du so ruhig wie dein Papa oder so temperamentvoll wie ich sein würdest. Aber egal wie du gewesen wärest, wir lieben dich.
Für mich bist du nicht ein zehn Wochen alter Zellverband, für mich bist du mein Kind, das ich geliebt und erhofft und verloren habe, ehe ich dich in meine Arme nehmen konnte.
Du und ich – haben soviel miteinander gesprochen, bis zu dem Tag, als du mir keine Antwort mehr geben konntest. Noch ehe ich zum Arzt musste, habe ich gefühlt – dein kleines Herz schlägt nicht mehr.
Ich bin so furchtbar traurig, dass wir dich nicht willkommen heißen durften, wo du doch so willkommen warst. Deine Großmütter und -väter haben sich so gefreut und auch unsere Freunde, die dich geliebt hätten, wie sie uns lieben.
Mein Patenkind Ralf hat Lebensmittel gekauft, damit du groß und stark würdest. Aber unser Schicksal wollte es anders.
Ich hätte so gerne ein Grab für dich (aber das gibt es ja für „Zellverbände“ nicht), um der Welt zu zeigen, seht her: MEIN KIND, denn das bist du für mich!
Aber in meinem Herzen, Mäuslein, ist dein Platz, hier halte ich dich warm und lieb. In meinem Herzen bist du zu Hause.

In Liebe und Trauer
Mama

zu finden. Ich teilte ihnen meine Einschätzung der Situation mit: dass ich es als „normal“ erachtete, dass Marc nach dem Tod seines Bruders ein verändertes Verhalten zeige, dass es ihm vielleicht sinnvoller erschiene, zu Hause zu bleiben statt zur Schule zu gehen, damit seine Mutter jetzt morgens nicht so alleine ist. Außerdem regte ich an, die ältere Tochter zur nächsten Beratung mitzubringen.

Marcs Symptomatik war *seine* Reaktion auf den Stress seines durch Tod belasteten Familiensystems. Hinter auffälligen, oft aggressivem Verhalten versteckte er seine schmerzende Trauer um den Bruder und seine Angst in Bezug auf die veränderte Familiensituation.
Darüber hinaus hatten Marcs Probleme eine wichtige systemerhaltende Funktion: Er lenkte damit vom Verlust Pauls ab und gab den Eltern eine Aufgabe, damit die Leere nicht so spürbar war. Frau Meyer bestärkte Marc in seiner Schulunlust, wollte eigentlich nicht, dass er gerne zur Schule ginge. Marc half mit, dass das Leben seiner Eltern weiterging, dass sie nicht vollends in der Apathie versanken. Durch sein aggressives Verhalten versuchte er, vor allem seinem wie versteinert wirkenden Vater Gefühlsregungen zu entlocken. Seine Mutter bewegte er zu Aktivität und Beschäftigung und zu Teilnahme an der Außenwelt und verhinderte somit ein Sich-Abkapseln in der Trauer.
In der Beratung wurde deutlich, dass alle beobachteten Verhaltensweisen – auch unerwünschte – von dem gemeinsamen Ziel geleitet wurden, den Zusammenhalt und die Einheit der Familie zu erhalten.

In den drei Wochen bis zum nächsten Beratungsgespräch überlegte ich, wie ich selber mit dem mir von der Familie erteilten Auftrag umgehen sollte, da das Schulproblem in meinen Augen ja ein „umgelenktes“ Problem darstellte. Ich beschloss, beim nächsten Mal direkter das Thema *Trauerbewältigung* anzusteuern. Mir kam die Idee, das Gespräch mit der Familie in dem Raum zu führen, in dem sich die Trauergruppen der verwaisten Eltern treffen. Hier hängt unser *Wandteppich* und die *Klagemauer* (siehe Seite 54, 83).

Diesmal kam die 16-jährige Suse mit zum Gespräch; die Atmosphäre war sehr viel entspannter und lebendiger als beim vorherigen Treffen.
Alle schauten sich interessiert im Raum um. Herr und Frau Meyer lasen ergriffen die Texte auf der Klagemauer. Ich schilderte meinen Eindruck, dass Marc seinen Eltern helfen wollte, indem er viel Lebendigkeit in ihr Leben brächte und sie aus ihrer Trauer ein Stück herausholen wollte, indem er sie mit seinen Problemen beschäftigte. Er gäbe ihnen einen Grund, für ihn zu kämpfen. Ich sagte ihnen, dass viele Eltern nach dem plötzlichen Tod eines Kindes einen Grund zum Kämpfen suchen, da sie keine Gelegenheit hatten, um das verstorbene Kind zu kämpfen, und dass sie dadurch das oft unerträgliche Ohnmachtsgefühl abmildern könnten.

Dann fragte ich Suse, wie sie das Verhalten ihres Bruders sieht. Suse wirkte sehr bemüht, die Familie zu unterstützen und gab bereitwillig Auskunft darüber, dass sie es „nicht besonders schlimm“ finde und kein Problem darin sähe.
Auf meine Frage hin, ob sich seit unserem letzten Gespräch etwas verändert habe, wurde die Familie sehr lebhaft. Die Eltern erzählten nacheinander, dass eine „totale Veränderung“ eingetreten sei, dass Marc ohne Widerstand zum Schulbesuch bereit sei und sogar berichtete, dass es ihm dort gut gefalle. Auch seine „Aggressivität“ sei zur Zeit kein Thema. Sie seien sehr erleichtert über die rasche Besserung.
Ich zeigte mich ziemlich verblüfft und fragte Marc, was denn geschehen sei. Daraufhin zeigte er mir stolz seine Liste (die „Hausaufgabe“) und erzählte, was ihm doch alles gefalle an der Schule.
Da es nun anscheinend kein „Problem“ mehr gab, fragte ich, was wir denn nun heute hier machen sollten. Alle schwiegen. Ich schlug ihnen vor, die Gelegenheit zu nutzen und über Paul zu sprechen. Ich sagte ihnen, dass ich mit Absicht heute diesen Raum für das Treffen gewählt hatte, in dem die Trauer von Eltern spürbar und sichtbar ist und erklärte ihnen die Bedeutung des Wandteppichs und der Klagemauer.
Marc fragte sofort, ob er auch etwas für Paul malen und schreiben dürfe. Ich gab ihm einen „Mauerstein“ und Stifte.
Herr und Frau Meyer schienen sehr berührt. Deshalb fragte ich, ob sie einander etwas darüber mitteilen mochten, wie es ihnen zur Zeit mit ihrer Trauer gehe und was Pauls Tod bei ihnen auslöse. Herr Meyer antwortete mit erstickter Stimme, dass es immer noch schlimmer würde mit seiner Trauer, nicht besser, und dass ihn das sehr beunruhige. Dass er viele Orte und Situationen vermeide, die in ihm die Erinnerung an seinen Sohn wachriefen, dass es ihm gut tue, wenn er an seinem Grab stehe und mit ihm spreche.
Frau Meyer schilderte, dass bei ihr alles genau umgekehrt sei und dass sie deshalb viele Probleme miteinander hätten. Auch die Kinder äußerten sich zum Trauerverhalten ihrer Eltern und machten deutlich, dass sie sehr beunruhigt seien und nicht wüssten, wie sie ihnen helfen sollten.
Ich nahm diese Äußerungen zum Anlass, der Familie Informationen über Trauerabläufe zu geben und sie zu ermutigen, ihre individuelle Form der Verarbeitung zu suchen. Zum Abschluss des Gesprächs fragte ich das Ehepaar, ob sie ihre Kinder aus der Verantwortung für sie, ihre Eltern entlassen könnten und bot ihnen weitere Gespräche ohne die Kinder bzw. die Teilnahme an einer Trauergruppe an. Herr und Frau Meyer sagten ihren Kindern, dass sie als die Eltern ab jetzt für sich selbst sorgen würden, und Suse meinte erleichtert, dass sie es „toll“ fände, wenn die Eltern endlich einmal wieder etwas gemeinsam machen würden.

Es war kein Zufall, dass Familie Meyer mit ihren „Erziehungsproblemen“ eine „Fachfrau“ für Trauerbegleitung aufsuchte und keine Erziehungsberatungsstelle. Meine Vermutung, dass sie vor allem eine Orientierung in ihrer Trauersituation

suchten, eine Würdigung ihres Trauerschmerzes und eine Unterstützung darin, den Dialog miteinander aufzunehmen, wurde in diesem Gespräch bestätigt.
Wie schon oftmals zuvor habe ich auch in dieser Beratung die Erfahrung gemacht, dass der Faktor Zeit im Beratungsprozess mit Trauernden eine besonders wichtige Rolle spielt. Es ist unabdinglich, dass die Beraterin sich dem Tempo der Familie anpasst, dass sie abwarten muss, bis die „Anstöße“ aufgegriffen werden, oder es auch akzeptieren muss, wenn die Zeit, die Trauer anzusprechen, noch nicht reif ist.

Trauergruppen

Wo die geeigneten sozialen Räume fehlen, in denen Trauer gezeigt und gelebt werden kann, dienen Trauergruppen als Ersatz oder Erweiterung des Trauersystems. Der Zusammenhalt und das Zusammensein mit anderen Betroffenen vermittelt den Trauernden eine tröstende Geborgenheit. Es entsteht ein Netz von Beziehungen, Verbindungen und Kontakten, das sich – auch über die Gruppentreffen hinaus – als hilfreich, rettend, manchmal als lebensrettend erweist.[7]
Ein inzwischen verstorbener Vater, Hans, schrieb über seine Erfahrungen mit der Trauergruppe und seiner Trauersituation:
„Am wichtigsten ist es zu spüren, dass man mit seiner Trauer und Hoffnungslosigkeit nicht alleine bleiben muss und auch nicht alleine ist. So ging es mir zumindest und genau das ist in einer Selbsthilfegruppe zu spüren, wenn Freundeskreise, Eltern usw. versagen. Die größte Schwierigkeit ist es, seine anfängliche Scheu einer solchen Gruppe gegenüber zu überwinden. Dass bei Männern diese Scheu-Grenze höher liegt als bei Frauen, ist einer der Gründe, warum so wenige den Weg zur Gruppe finden. Trotzdem habe ich mich als Mann in der Gruppe nie einsam oder abseits gefühlt.
Was ich sehr gut fand, war, dass nicht immer nur geredet wurde, sondern auch kreativ gearbeitet wurde (getanzt, gemalt, ...). Oft hatte ich einfach nur Lust dabei zu sein.
Nach der ersten Phase kommt eine Zeit, in der die Gruppe Nährboden ist für die Trauer(-arbeit), während ringsum der Alltag vieles erstickt. Viele springen dann ab. Aber auch wenn man nicht (mehr) regelmäßig kommt, der Anstoß sich mit seiner (wenn auch unbewusst) vorhandenen Trauer auseinanderzusetzen ist wichtig. Dann spürt man auch genau, wenn der Zeitpunkt gekommen ist, die Gruppe zu verlassen (auch wenn es einem wegen der persönlichen Bindungen, die man aufgebaut hat, nicht leicht fällt).“

Viele der trauernden Eltern entschließen sich nach einem Einzelgespräch dazu, sich einer Gruppe anzuschließen. Da die meisten vorher keine Gruppenerfahrung hatten, besteht oft eine große Schwellenangst. Von daher ist sorgfältige Vorbereitung auf die Gruppensituation in einem Vorgespräch unbedingt erforderlich. Es ist

Lieber Sebastian,

heute gehen wir durch den Tierpark, deine Schwestern Carolin und Franziska und ich. Wie schön wäre es, wenn du jetzt mit uns staunen, streicheln und füttern könntest.
Aber das Schicksal hat es nicht so gewollt.
7 $^{1}/_{2}$ Monate durftest du bei mir bleiben, in meinem Bauch teilnehmen an allem, was mich bewegte und ich erlebte.
Dann, von heut auf morgen, bist du gestorben, ohne Vorwarnung, ohne dass ich um dich kämpfen konnte und durfte!
Warum, Gott? Warum ist das mir passiert? Warum durften andere Mütter ihre Kinder behalten und meines musste sterben? Ist das gerecht? War es vorherbestimmt?
Ich kann diese Fragen nicht beantworten.
Die Geburt unserer zweiten Tochter hat mich etwas ausgesöhnt.
Doch die Trauer um dich, mein liebster Sohn, bleibt. Sie ist nicht mehr so groß wie vor fast 5 Jahren, aber in kurzen, plötzlichen Augenblicken packt sie mich wieder heftig, wie zum Beispiel heute im Tierpark, wenn ich Mütter mit ihren drei Kindern sehe ...

unverzichtbar, darauf hinzuweisen, dass Schmerz- und Trauergefühle sich durch die Gruppe zunächst verschärfen können, da man durch die Gruppe nicht nur *ent*-lastet sondern auch *be*-lastet wird, weil jede und jeder auch das Leid der anderen ein Stück mittragen muss.
Auch sollte den Teilnehmer/-innen klar sein, dass sie sich mit dem Besuch der Gruppe auf einen sehr intensiven und bewussten Trauerprozess einlassen und dass der Weg des Verdrängens als Bewältigung der Trauer dann kaum noch möglich ist. Dabei muss gesehen werden, dass die intensive Beschäftigung mit dem Verlust sowie das durch die Gruppe stark geförderte Artikulieren und Ausleben der Trauer zu Schwierigkeiten im familiären System führen kann, wenn dort Trauer eher nicht zugelassen, sondern totgeschwiegen wird. Dies kann zu Loyalitätskonflikten führen und das Familiensystem gefährden. Aus diesem Grund betone ich, dass es sinnvoll ist, wenn beide Partner die Gruppe besuchen und diesen Weg gemeinsam gehen.
Rituale und kreative Anteile nehmen in der Trauerbegleitung einen immer größeren Raum ein. Mit Hilfe gestalterischer Medien wie Schreiben, Malen, Töpfern, Tanzen wird die Trauer in symbolischer Form ausgedrückt, um Gefühle sichtbar zu machen und mitzuteilen, die noch nicht angemessen in Worte gefasst werden

können. Dabei geht es auch darum, den Partner/die Partnerin oder andere Gruppenmitglieder zu Reaktionen auf die eigene Trauer hin zu ermutigen.
Ein weiterer Schwerpunkt ist das Gespräch in der Gruppe, wobei zirkuläre Fragetechniken dazu beitragen können, gewohnte Denkschemata zu verlassen und Verhaltens- und Kommunikationsmuster deutlich zu machen.
Ein wichtiger Aspekt liegt im Selbsthilfecharakter der Gruppe: Die Gruppenmitglieder werden als „Experten und Expertinnen" für ihre Situation angesehen, die über eine Vielzahl von Lösungsmöglichkeiten und Handlungsstrategien verfügen, die sie untereinander austauschen. Die Aufmerksamkeit der/des Einzelnen kann dabei auf neue, bisher nicht wahrgenommene Lösungswege und Möglichkeiten gelenkt werden.

Anmerkungen zu Kapitel 3

1 Von Schlippe et al.: Lehrbuch der systemischen Therapie und Beratung. Göttingen 1998, 104.
2 Vgl. Goldmann-Posch, U.: Wie Männer und Frauen verschieden trauern, in: Zeitschrift „Verwaiste Eltern", Heft 1, Hamburg 1991, 20.
3 McDaniels, Familientherapie in der Medizin, 299.
4 Goldbrunner, Trauer und Beziehung, 152.
5 Baßler M. u. Schins, M.: Warum gerade mein Bruder? Trauer um Geschwister, Hamburg 1992, 9.
6 Diese Form der Gesprächsführung spielt in der systemischen Therapie eine besondere Rolle. In Bezug auf ein Symptom wird danach gefragt, wie jedes Familienmitglied darauf reagiert, bzw. ein Familienmitglied wird gebeten, die Reaktion eines anderen auf das Symptom zu beschreiben. Diese Art der Informationssammlung fragt nach Mustern, nicht nach Fakten. Es entstehen dadurch neue Informationen im System. Schon die Art der Fragetechnik impliziert die Möglichkeit der Veränderbarkeit von Verhalten. Mit jeder zirkulären Frage wird auch ein Angebot gemacht zum Einnehmen einer Außenperspektive auf das eigene System. Vgl. von Schlippe/Schweitzer: Lehrbuch der systemischen Therapie und Beratung, Göttingen 1998, 138ff.
7 Vgl. Ide, H.: Mein Kind ist tot. Trauerarbeit in einer Selbsthilfegruppe, Hamburg 1988, 111.

4. Das Trauergenogramm

Durch die intensive Auseinandersetzung mit der Bedeutung sozialer Beziehungen und die Beschäftigung mit Trauerarbeit kam ich auf den Gedanken, ein *Trauergenogramm* (= TGG) zu entwickeln: zum einen, um die Vielschichtigkeit und Komplexität von Trauersystemen zu veranschaulichen, und zum anderen, um (Trauer-) Beraterinnen und Beratern ein Instrument an die Hand zu geben, mit dem sie in kurzer Zeit eine Vielfalt von Informationen über eine Familie und deren Trauersystem erfassen und mögliche Problempunkte erkennen können.

Ein Trauergenogramm ist die übersichtliche grafische Darstellung einer Familienstruktur und ihres Trauersystems. Basierend auf der Methode der Genogrammarbeit soll das Trauergenogramm dazu beitragen, bestimmte Fakten, die sich zum einen auf Familienstrukturen, zum anderen auf Trauerprozesse beziehen, übersichtlich darzustellen und für die weitere Beratung nutzbar zu machen.

Ausgangspunkt für ein Trauergenogramm ist das Familiengenogramm, das über drei Generationen hinweg wichtige Daten der Mitglieder einer Familie und deren Beziehungen untereinander darstellt.[1] Beim Trauergenogramm wird der Fokus vor allem auf die Aspekte gerichtet, die für den Trauerprozess des jeweiligen Klienten/ der Klientin von Bedeutung sind. Das Familiensystem wird mit dem Trauersystem verbunden und so erweitert um jene Personen, die keine Familienmitglieder sind, aber „mit“trauern.

Was leistet das Trauergenogramm?

Das TGG macht *Strukturen* innerhalb eines Familiensystems sichtbar, indem es eine *Mehrgenerationenperspektive* ermöglicht, d.h.: die Vermächtnisse aus früheren Generationen, sich wiederholende Trauermuster werden transparenter.
Es macht *Beziehungsmuster* und *Rollen* innerhalb des Trauersystems definierbar, z.B. die des *chief-mourner* und *helper.*
Es benennt die leitenden Aussagen (*„Mottos“*) eines Systems und trägt damit zur *Klärung von Familienmustern* in Bezug auf Tod und Trauer bei.
Es hilft, *Subsysteme* und *Koalitionen* zu identifizieren.

Das TGG macht *Unterschiede* deutlich: Es hilft, Unterschiede in der *Wahrnehmung* oder *Bedeutungsgebung* verschiedener Familienmitglieder zu erkennen und ermöglicht *Vergleiche* zwischen verschiedenen Trauersystemen bei unterschiedlichen Todesarten (z.B. Unterschiede im Trauersystem bei Totgeburt oder Tod eines Erwachsenen).

Das TGG hilft der/dem Trauernden u.a. beim Einstieg in die Beratung: Bei der Befragung der Klientin/des Klienten geht es zunächst um Fakten und weniger um eventuell angstbesetzte Hintergrundinformationen. Es regt das Gespräch an und zeigt den *Grad der Unterstützung* durch Familie, Trauersystem und Außenbeziehungen an.
Es trägt bei zum Vertrautwerden mit systemischen Sichtweisen: die Klientin/der Klient kann ihre/seine Einbindung in einen größeren Beziehungskontext direkter wahrnehmen.

Das TGG hilft aber auch der Beraterin/dem Berater: Es erleichtert den Zugang zu Klientinnen und Klienten und deren Familien. Informationen sind stets greifbar. Es kann immer wieder ergänzt und aktualisiert werden und zu verschiedenen markanten Zeitpunkten erstellt werden: zum Tag der Beerdigung, nach dem Trauerjahr, 5 Jahre nach dem Todesfall. Und somit kann es Aufschluss über Veränderung, Entwicklung oder auch Stagnation geben.
Mögliche *Problempunkte* können durch das TGG erkannt werden und als Basis für die weitere Beratung dienen. Es verhilft dazu, Beobachtungen mitzuteilen, ohne sie zu bewerten. Das TGG erleichtert die Hypothesenbildung. Und zuletzt macht das bildhafte Schema es leichter, Strukturen und Ereignisse in Erinnerung zu behalten.

Fragenkatalog

Ein Fragenkatalog hilft bei der Durchführung eines TGG-Interviews. Er kann nach Bedarf und der individuellen Situation der Klientinnen und Klienten entsprechend verändert werden.

1. Für das Genogramm wird die Familie der trauernden Eltern (Kernfamilie) und eventuell auch die der Großelterngeneration aufgenommen.
2. Es wird eingezeichnet, wer in das Trauersystem eingeschlossen ist.
3. Die verschiedenen Rollen werden deutlich gemacht:

- Wer hatte die intensivste Beziehung zum Verstorbenen?
- Wer ist der *chief-mourner*? (Haupttrauernde/r)
- Wer ist der *helper*? (Hauptröster/in)

Lieber Peter,

bald würdest du 6 Jahre alt, wenn du gelebt hättest. Neulich hat dein jüngerer Bruder Johannes seinem Freund von dir erzählt. Wenn Johannes an seinen toten großen Bruder denkt, dann stellt er sich sicherlich einen großen Jungen vor. Ich habe immer nur das Bild von dir im Kopf, wie du als totes Baby in unserem Arm lagst und nicht geschrien hast. Das Baby im benachbarten Kreißsaal hat geschrien.

Wir haben damals viel geweint. Wir haben aber auch andere Eltern kennen gelernt, deren Kinder gestorben sind. Die haben auch viel geweint ... aber zusammen war es leichter auszuhalten. Einige dieser Eltern sind heute gute Freunde von uns und deine Geschwister und die lebenden Kinder der anderen Eltern spielen zusammen. Ob du die toten Geschwister kennst? Sie hießen Sarah, Anselm, Axel und David.

Wir sind ja jetzt weit weggezogen und wohnen nicht mehr in der Nähe von deinem Grab, aber wir denken immer wieder an dich. Deine Mama hat hier auch eine Gruppe gegründet, in der sich Eltern treffen können, die ihre Kinder verloren haben. Die Kinder heißen hier anders: Lea, Robin, Lisa und so weiter. Es gibt viel mehr von euch als die meisten Erwachsenen wissen.

Deine kleine Schwester möchte jetzt mit mir spielen. Sie ist allerdings auch schon viel größer als du jemals geworden bist. Sie kann mit ihren zwei Jahren sehr energisch sein und wenn ihr etwas nicht passt, sagt Sie „Papperlapapp Kinderkacke." Dann müssen alle spuren. Selbst du würdest dich mit deinen fünf Jahren wahrscheinlich fügen. Erst recht ich mit meinen 32, schließlich gehöre ich ihr. Sie sagt immer „MEIN Papa!" Also bis zum nächsten Mal.

DEIN Papa

4. Der Umgang mit Trauer wird näher beschrieben:
- Wo gibt es Unterschiede in der Art des Trauerns?
- Gibt es Subsysteme?
- Was ist das „Motto" des Trauersystems?

5. Als weitere Fragen zum Trauersystem bieten sich an:
- Wer im Familiensystem wirkt unterstützend? Wie sieht diese Unterstützung aus?
- Wer im Familiensystem wirkt behindernd oder blockierend?
- Gibt es andere Todesfälle im Familiensystem (ähnliche/vorzeitige/Kinder)?
- Wenn es tote Kinder (auch Fehlgeburten, Totgeburten, Schwangerschaftsabbrüche) gab: Hatten die Kinder einen Namen? (Oft gibt es einen Zusammenhang zwischen Namenlosigkeit und dem Fehlen von Gesprächen über das tote Kind.)
- Gab es eine Beerdigung des Kindes? Wer war dabei?
- Wie wurde in den Herkunftsfamilien mit Tod und Trauer umgegangen? Wie hießen die Mottos?
- Wer gibt außerhalb der Familie Trost und Unterstützung? (Angehörige, Freunde, Freundinnen, Nachbarn, professionelle Helfer/Helferinnen, Trauergruppe)
- Mit wem besteht ein Konflikt?
- Übernimmt jemand die Rolle des/der Verstorbenen? Wer? In welchen Bereichen?

Das Trauergenogramm in der Praxis

Vier verschiedene Trauergenogramme beschreiben im Folgenden schrittweise Möglichkeiten der Darstellung und Interpretation.

Trauergenogramm A

Herr und Frau M. sind ein Paar mit einem Sohn von neun Jahren, einer Tochter von drei Jahren und einem Sohn, der in der 30. Schwangerschaftswoche (SSW) starb. Herr M. wuchs in einer Familie mit einem älteren Bruder, einer jüngeren Schwester und einem jüngeren Bruder auf. Zwischen den beiden jüngeren Kindern hatte seine Mutter eine Fehlgeburt. Frau M. hat zwei ältere Schwestern. Nach ihr hatte ihre Mutter eine Fehlgeburt (*Abbildung 1: Familiensystem Genogramm A, Seite 40*).

Abb. 1: Familiensystem/Genogramm A

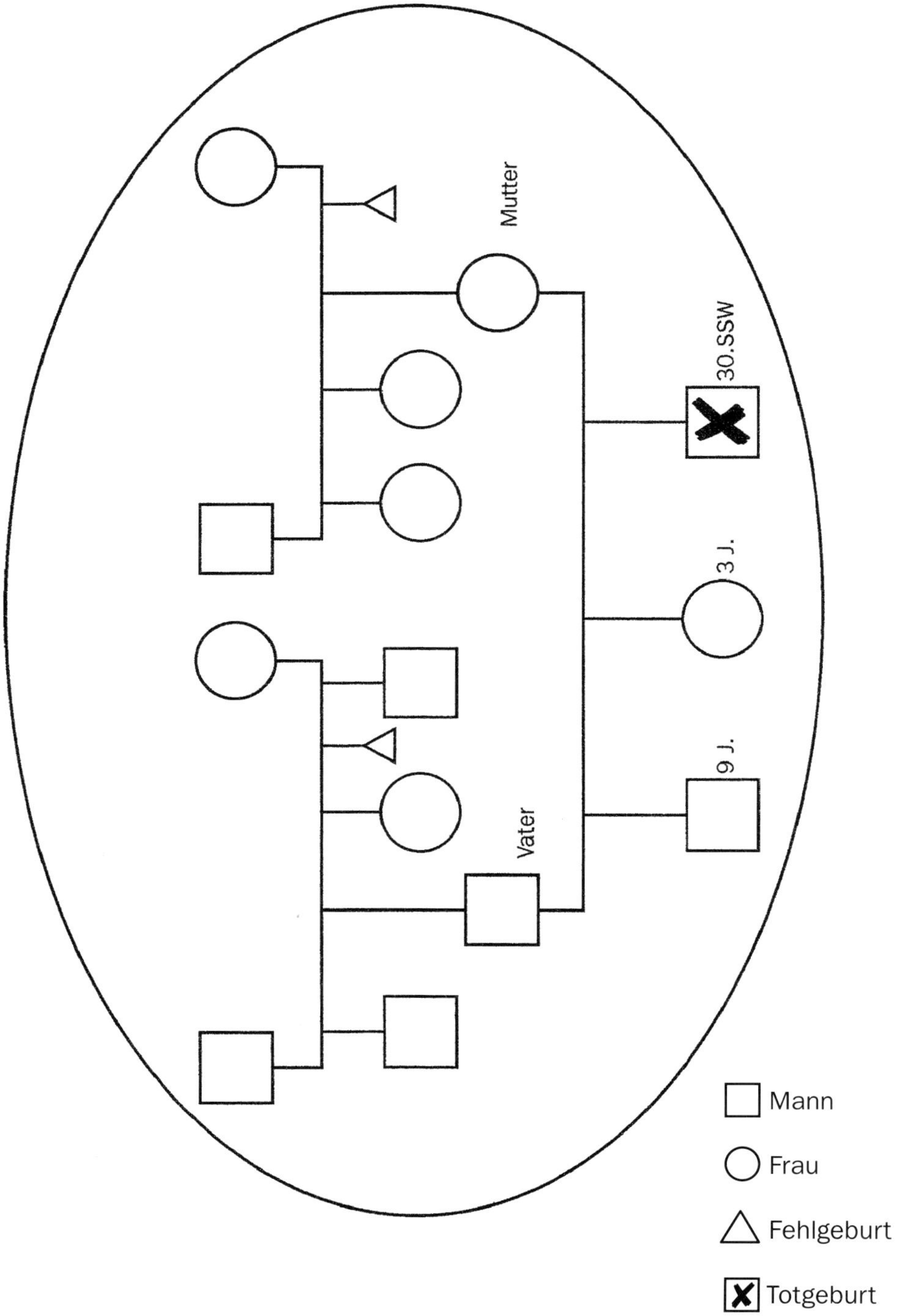

Abb. 2: Trauergenogramm A

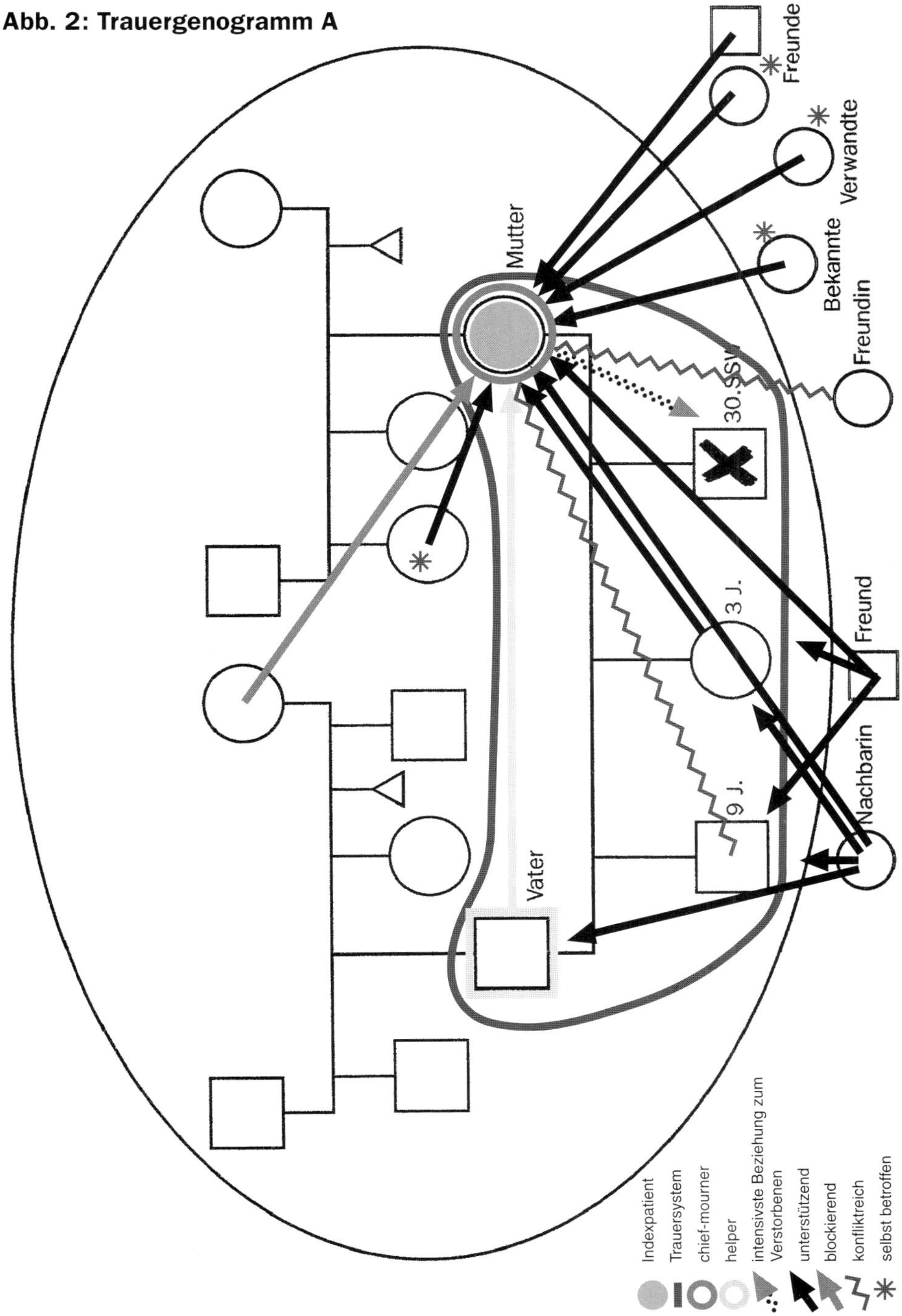

Abbildung 2: Trauergenogramm A, Seite 41:
Das Trauergenogramm A stellt die Situation einer Familie dar, in der das dritte Kind tot geboren wurde. Folgende Informationen werden darin sichtbar:

- Eingeschlossen in das Trauersystem ist nur die Kernfamilie.
- *Chief-mourner* ist die Mutter, *helper* ist der Vater.
- Die intensivste Beziehung zum Verstorbenen hatte die Mutter.
- Mit dem ältesten Sohn besteht ein Konflikt.
- Die jüngere Tochter wirkt unterstützend.
- Aus beiden Familiensystemen gibt nur die ältere Schwester der Mutter Unterstützung.
- Die Schwiegermutter wirkt blockierend auf die Mutter.
- Der Vater erhält keine Unterstützung aus dem Familiensystem selber.
- Es gibt zwei Freunde, die auch die Kinder unterstützen.
- Zwischen einer Freundin und der Mutter besteht ein Konflikt.
- Drei der unterstützenden Frauen haben selbst ein Kind verloren.
- Der Vater erhält nur Unterstützung von einer Nachbarin.

Trauergenogramm B

Die folgenden drei Trauergenogramme sind im Laufe der Gespräche mit der Klientin Ute (Namen geändert!) im Abstand von je einer Woche entstanden. Vor 10 Jahren hatte sie ihr erstes Kind verloren und danach zwei Jahre lang gemeinsam mit ihrem Mann Klaus unsere Trauergruppe besucht. Vor einem Jahr starb ihr Mann mit 34 Jahren an einer Krebserkrankung.

Abbildung 3: Familiensystem/Genogramm B, Seite 43:
Das Paar Maria und Werner hat zwei lebende Töchter: Beate und *Ute.*
Das Paar Lore und Franz hat drei Söhne und eine Tochter: Achim, *Klaus,* Hanne und Paul.
Ute und Klaus sind das Paar im Mittelpunkt. Ihr erstes Kind, Sohn Ben, wurde in der 38. Schwangerschaftswoche tot geboren.

Abbildung 4: Trauergenogramm B 1990, Seite 44:
Das erste TGG beschreibt die Situation nach Bens Tod 1990. Für Ute als Trauernde und für mich als Beraterin wurde im Gespräch thematisiert und dadurch deutlich:

- Das gesamte Familiensystem wird zum Trauersystem bis auf Franz, den Schwiegervater, und den Schwager Achim. Diese Situation ist eher ungewöhlich beim vorgeburtlichen Tod eines Kindes und in diesem Fall dadurch zu erklären, dass Ben der erste Spross einer neuen Generation war – das 1. Enkelkind! – und

Abb. 3: Familiensystem/Genogramm B

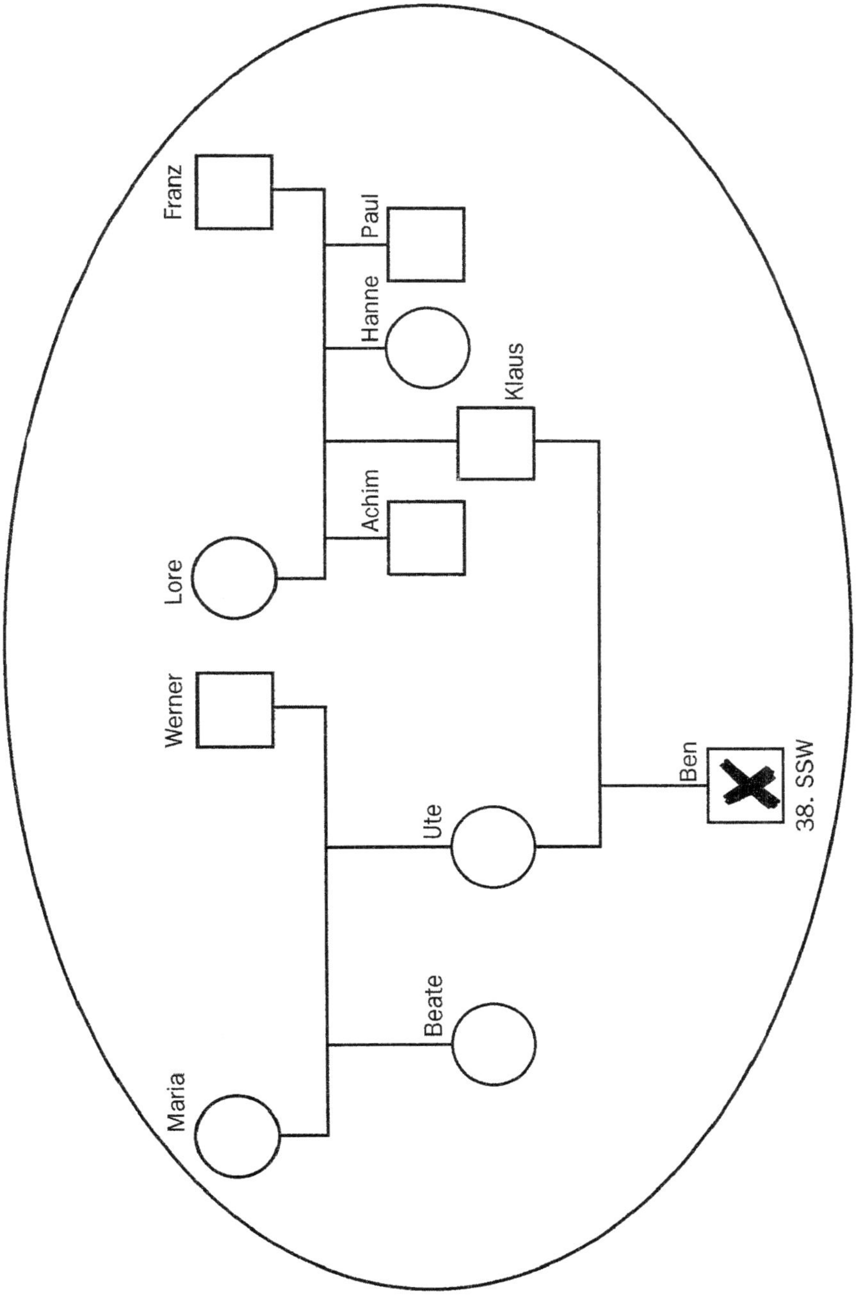

Abb. 4: Trauergenogramm B 1990

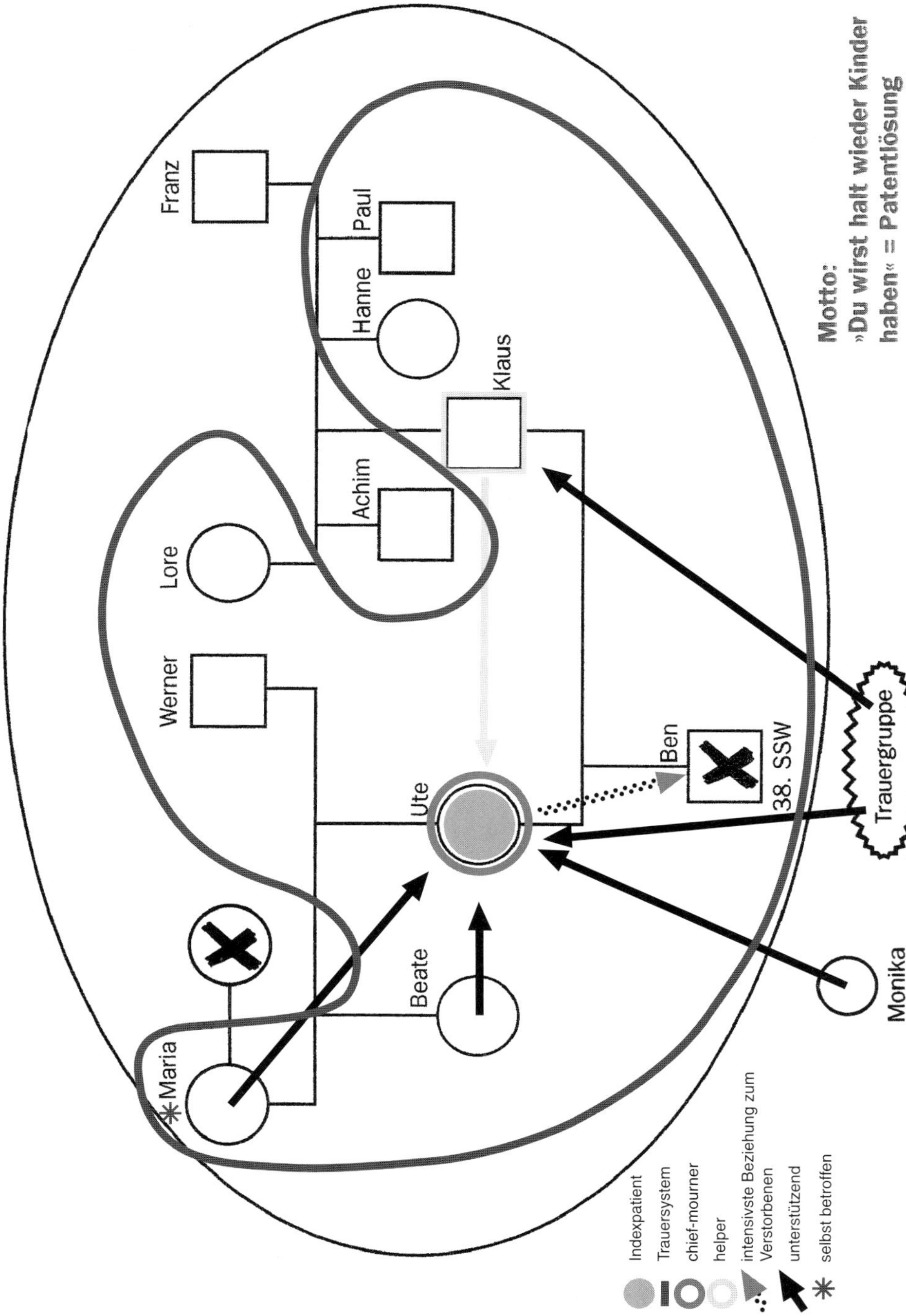

dadurch, dass sowohl Ute als auch Klaus noch starke Bindungen an ihre Herkunftsfamilien hatten.

- Auf die Frage nach weiteren früh verstorbenen Kindern in der Geschichte der Familie erwähnt Ute, dass die jüngere Schwester ihrer Mutter Maria mit drei Jahren verstorben ist. Ute vermutet, dass es hier einen Zusammenhang geben könnte in Bezug auf die besondere Unterstützung, die sie durch ihre Mutter und auch durch ihre ältere Schwester Beate erhält, vielleicht eine besondere Sensibilität.
- Die Frage nach dem Umgang mit Tod und Trauer in der Herkunftsfamilie löst bei Ute sehr viel Gesprächsbereitschaft aus. Sie erzählt von zwei Begebenheiten, die sich stark in ihre Erinnerung eingebrannt haben. Das war zum einen der Tod ihres Patenonkels, den sie sehr geliebt hat. Sie war damals 10 Jahre alt. Man erzählte ihr zunächst nicht, dass er gestorben sei. Sie erfuhr es eher zufällig und konnte danach mit niemandem darüber reden. *„Es wurde einfach totgeschwiegen, und ich musste irgendwie alleine damit klarkommen.“*
- Bei ihrer zweiten Erfahrung mit einem Todesereignis geht es um eine gleichaltrige Cousine, die mit 17 Jahren dem Drogentod erlag. Sie hatte Ute sehr nahe gestanden, da sie als Kinder viel miteinander gespielt und auch als Jugendliche viel Kontakt gepflegt hatten. Auch der Tod der Cousine wurde in der Familie zum Tabu. *„Er passte nicht in unsere heile Welt“,* stellt Ute fest. Sie und ihre ältere Schwester durften nicht mit zur Beerdigung gehen und den Namen des Mädchens nie mehr aussprechen. Das Trauermotto ihrer Familie benennt sie dementsprechend *„Nur nicht darüber reden. Einfach weitermachen!“*
- An dieser Stelle des Gesprächs beginnt Ute zu weinen. Ihr wird klar, wie das Motto ihres Trauersystems entstanden ist, das sie vorher so formuliert hatte *„Du wirst halt wieder Kinder haben. Das war die Patentlösung.“* Ute wurde von ihrer Familie heftig davon abgeraten, sich Ben anzusehen oder Fotos von dem toten Kind aufnehmen zu lassen: *„Dann tut es nur noch mehr weh!“*
- Als wir uns gemeinsam ansehen, welche Unterstützung sie von Außenstehenden nach Bens Tod erhielt, spricht Ute über die Trauergruppe, die ihr und Klaus die größte Hilfe war. Sie sagt, ihr werde jetzt bewusst, dass sie durch die intensive, auch verbale Auseinandersetzung mit Bens Tod in der Gruppe zum ersten Mal das familiäre Muster der Sprachlosigkeit und des Verdrängens durchbrechen konnte. Diese Erfahrung war für sie ausschlaggebend für ihren weiteren, bewussten Umgang mit Sterben und Trauer, der für sie durch den frühen Tod ihres Mannes noch einmal eine ganz neue Bedeutung erfährt.

Abbildung 5: Trauergenogramm B 1999, Seite 46:
Nach Ben kamen Lea, Pia und Tim zur Welt. 1999 starb Klaus.
Das zweite TGG wurde eine Woche nach dem ersten erstellt und zeigt die Situation zum Zeitpunkt der Beerdigung von Klaus 1999. Hier ist die gesamte Familie in das Trauersystem eingeschlossen, hinzu kommen noch ca. 250 (!) Personen, die um Klaus trauern.

Abb. 5: Trauergenogramm B 1999

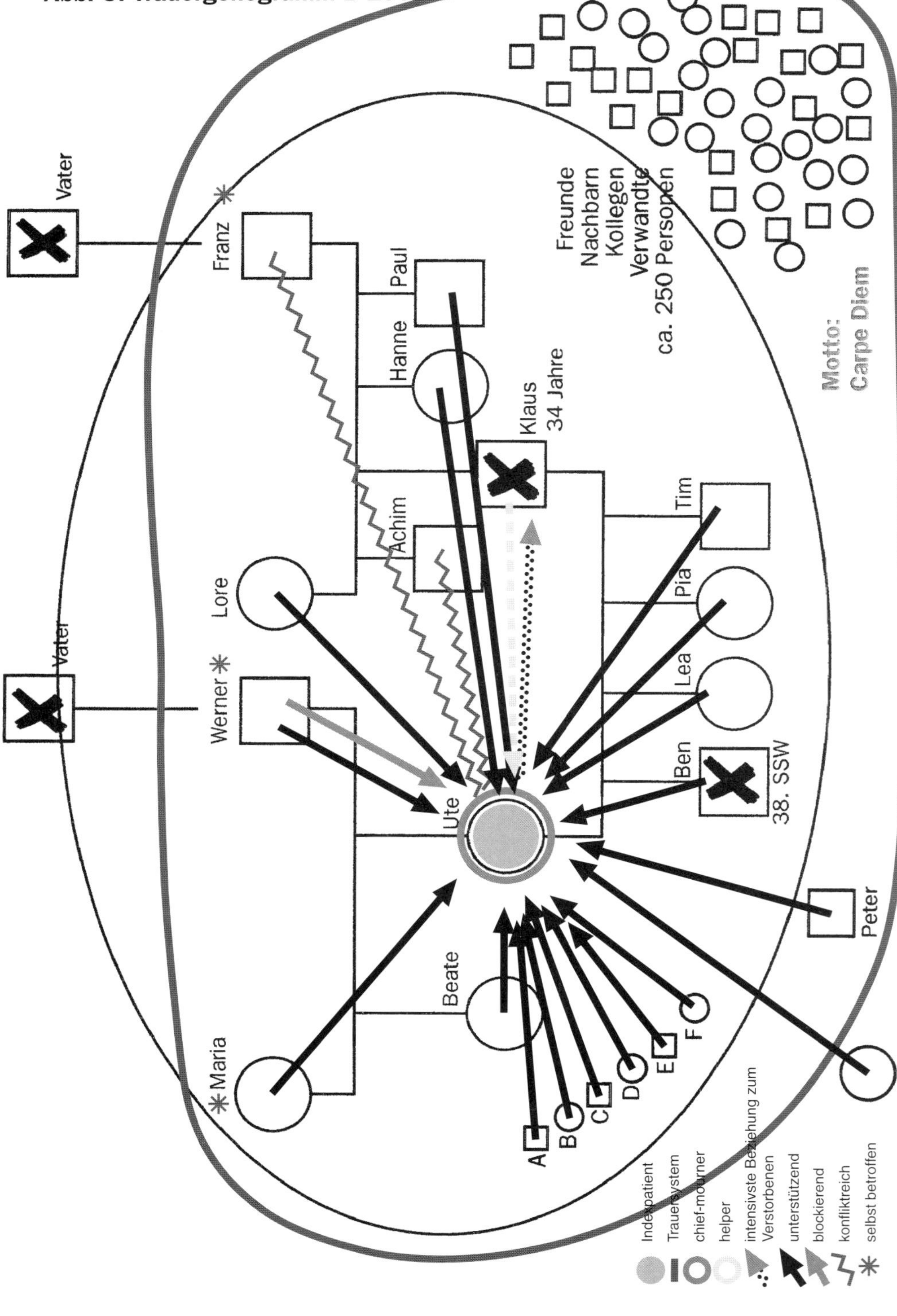

Abb. 6: Trauergenogramm B 2000

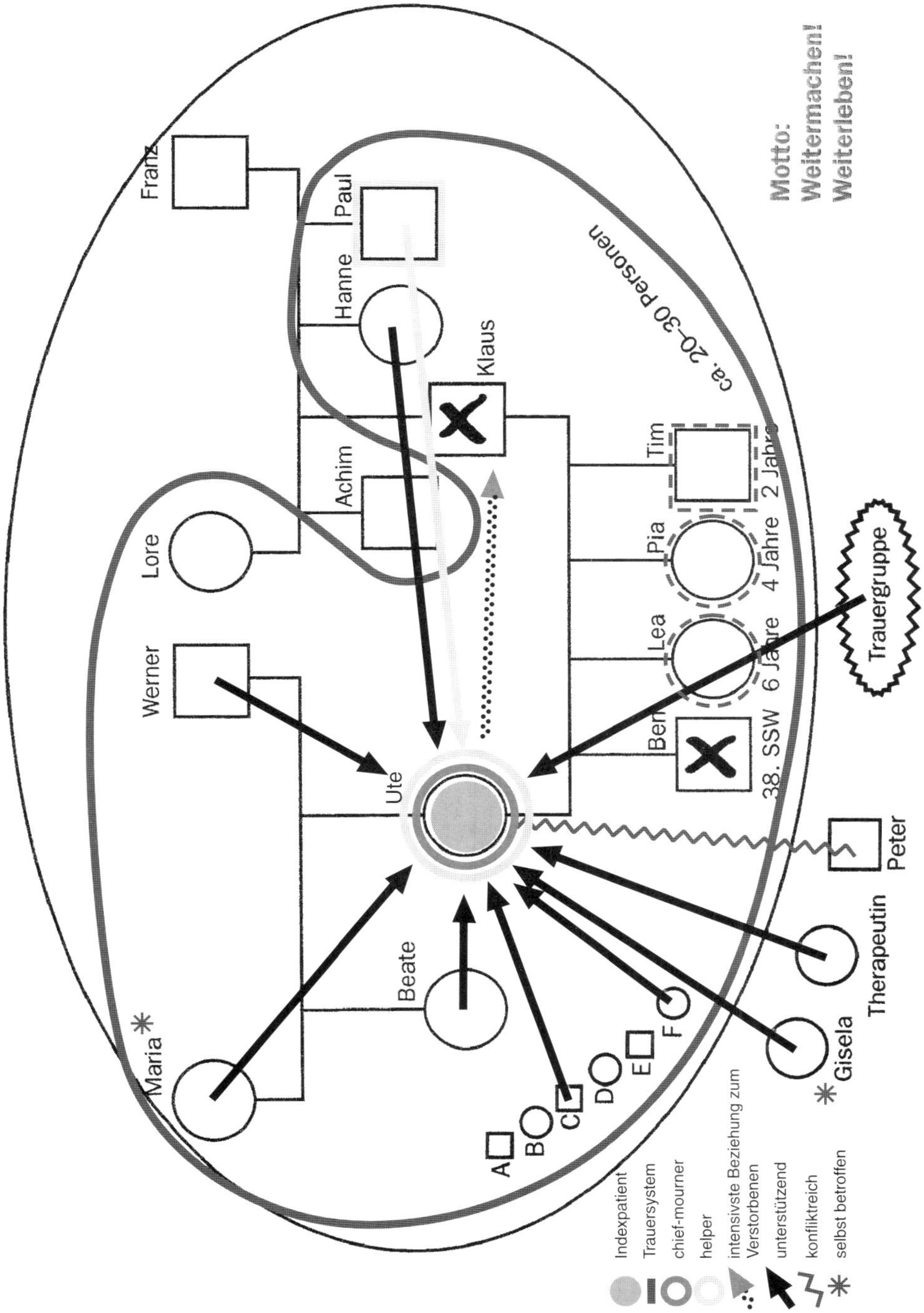

- Ute sagt, dass es damals keinen *Tröster* für sie gab. Den meisten Trost fand sie darin, dass sie ihren Mann bis zu seinem Tod alleine versorgt hat, dass sie den Kindern, Freunden, Freundinnen und Verwandten ermöglicht hat, das Sterben ihres Mannes zu begleiten und ganz bewusst von ihm Abschied zu nehmen. Sie ist durch diese leidvolle Erfahrung auf ungeahnte Ressourcen bei sich gestoßen, die ihr zunächst viel Kraft gaben, die erste Zeit ohne Klaus zu überstehen. Es gab in dieser Zeit viele Menschen, die sie unterstützten und ihr Hilfe anboten. *„Aber in diesem Moment hab ich die eigentlich gar nicht so gebraucht“*, meint Ute.
- Bei den Personen, die sie als unterstützend kennzeichnet, fällt auf, dass sie ihrem toten Sohn Ben eine besonders hilfreiche Funktion zuspricht. Durch ihn hat sie die Erfahrung gemacht, dass ein schwerwiegender Verlust *„überlebbar“* ist. Außerdem empfindet Ute die Vorstellung, dass Ben seinen Vater *„da drüben erwartet hat und die beiden jetzt zusammen sind“,* als tröstlich. Auch Klaus zählt für sie zu den stützenden Personen. Seine Art, dem Tod voller Vertrauen und ohne Angst entgegenzublicken, gibt ihr Mut, ihren Weg alleine weiterzugehen. Sein Motto *„Carpe Diem! Nutze den Tag“* ist für sie das Motto ihres Trauersystems geworden. Sie sieht darin eine Art *Vermächtnis* von Klaus an die Weiterlebenden und ist *„dankbar, dass sie am Anfang diesen klaren Auftrag vor Augen hatte“.*
- Als *konfliktträchtig* bezeichnet Ute die Beziehung sowohl zu ihrem, als auch zu Klaus' Vater. Von beiden fühlt sie sich in ihrem Trauerverhalten kritisiert und in Frage gestellt. Sie wirkt zunächst irritiert, da sie ihren Vater kurz vorher als *unterstützend* gekennzeichnet hat, schildert aber dann, dass das *„irgendwie ein ganz typisches Gefühl“* sei, das sie mit ihrem Vater verbinde. Auf ihren Schwiegervater, den sie als außerordentlich *blockierend* empfindet, ist Ute *„total sauer“,* weil er kaum eine Gefühlsregung gezeigt hat nach Klaus' Tod und verhärtet und starr wirkte. Außerdem distanziere er sich merklich von seinen drei Enkelkindern – dabei sollte er ihnen doch jetzt, wie Ute meinte, *„eher ein bisschen Vaterersatz sein“.* Franz' ältester Sohn Achim verhält sich ähnlich – auch durch ihn fühlt Ute sich blockiert.
- Bei der Frage nach anderen *vorzeitigen Todesfällen* fällt Ute nach längerem Überlegen ein, dass der Vater ihres Schwiegervaters im Krieg gefallen ist und dass Franz seinen Vater nie kennen gelernt hat. Ihr eigener Vater hat seinen Vater auch im Krieg verloren, als er 16 Jahre alt war.

Nach dieser Information füge ich in das Genogramm noch eine Generationsebene ein, indem ich die beiden früh verstorbenen Großväter einzeichne. Ute und ich sind erstmal beide etwas sprachlos, als die Parallelen sichtbar werden. Ich frage Ute, ob sie vielleicht einen Zusammenhang sieht zwischen den vaterlos aufgewachsenen Vätern und deren „trauerblockierendem“ Verhalten. Als sie bejaht, teile ich ihr meine Gedanken mit: *„Für Franz wiederholt sich vielleicht eine traumatische*

Erfahrung: Er sieht deine Kinder, die – wie er – nun ohne Vater aufwachsen müssen, und er kann das schlecht ertragen. Vielleicht hat er damals sehr unter dem Vaterverlust gelitten und muss sich heute gegen seine alten, wiederbelebten Trauergefühle verschließen und verhärten. Vielleicht willst du dieser Möglichkeit nachgehen und herausfinden, wie dein Schwiegervater den Tod seines Vaters erlebt hat." Ute meint dazu, sie wäre bisher nie auf die Idee gekommen, dass Franz leiden könnte und würde ihn vielleicht einmal befragen.

Abbildung 6: Trauergenogramm B 2000, Seite 47:
Zur Erstellung des dritten TGG-Interviews trafen wir uns zwei Wochen später und nahmen die Situation im Jahr 2000, im Jetzt, ein Jahr nach Klaus' Tod, in den Blick. Zunächst fällt auf, dass sich das Trauersystem erheblich verringert hat, Ute zählt jetzt noch ca. 20–30 Personen dazu. Sie beklagt an dieser Stelle die Diskrepanz zwischen ihrem momentanen Bedürfnis nach Unterstützung und der Bereitschaft der sie umgebenden Personen, sich heute noch auf ihre Trauer einzulassen.
Die meisten haben den Eindruck, dass Ute alles *„total gut im Griff"* hat. Sie hat sich nicht unterkriegen lassen und wirkt stark und ausgeglichen. Utes subjektives Empfinden ist ein anderes: Sie fühlt sich oft sehr einsam und überfordert mit den Aufgaben, die sie nun alleine bewältigen muss. Sie würde gerne öfter mit anderen über Klaus sprechen, Erinnerungen an gemeinsame Zeiten wachrufen. Aber es scheint ihr oft so, als würden die Menschen in ihrem sozialen Umfeld, zum Teil auch Freunde, Freundinnen oder nahe Angehörige dieses Thema meiden, als hätten sie Angst, Ute an ihren Verlust „zu erinnern".

- Auf die Frage nach dem *Haupttrauernden* nennt Ute heute auch ihre drei Kinder, die allmählich immer mehr realisiert haben, dass ihr Vater nicht mehr zurückkommt und zum Teil erkennen lassen, dass sie darunter leiden. Ute sieht sich dadurch heute mehr in der Rolle der *Trösterin* für die Kinder, gleichzeitig aber auch noch als Haupttrauernde.
- Das *Vermächtnis: „Weitermachen! Weiterleben!"* empfindet Ute mittlerweile weniger als Herausforderung, sondern eher als Belastung. Sie sehnt sich öfter danach, *„sich hängenlassen zu können, einfach mal auszusteigen"* aus ihrem Leben.
- Die *unterstützenden* Personen sind größtenteils geblieben. Als *hilfreiche Außenbeziehung* hinzugekommen ist für Ute eine Trauergruppe für junge Witwen, die sie mitinitiiert hat und durch die sie sich sehr gestärkt fühlt.
- Die Beziehung zum Vater und zum Schwiegervater bezeichnet sie jetzt nicht mehr als *blockierend.* Bei ihrem Vater würde ihr das heute *„ein schlechtes Gewissen machen",* weil er *„eigentlich"* so viel tut für sie und die Kinder. Franz stellt für sie kein Problem mehr da. Sein Verhalten hat sich zwar nicht geändert, aber Ute fühlt sich dadurch nicht mehr beeinträchtigt. Vielmehr macht ihr dagegen jetzt

das Verhalten eines ehemals guten Freundes zu schaffen, der ihr nach Klaus' Tod eine große Hilfe war, von dem sie sich nun aber *„total im Stich gelassen"* fühlt. Seine Distanzierung verunsichert Ute sehr, und sie fragt sich, wie sie weiterhin damit umgehen soll.

- Zum Abschluss frage ich Ute, was ihr auffällt, wenn sie die drei Trauergenogramme miteinander vergleicht, welche Punkte sie in der folgenden Beratung aufgreifen und weiter vertiefen möchte. Ute nennt als Themen, mit denen sie sich in dieser Reihenfolge auseinandersetzen möchte:
  1. Die Trauer der Kinder
  2. Wie kann sie es schaffen, ihre eigenen Bedürfnisse für andere transparenter zu machen?
  3. Wie kann sie für Entlastung sorgen und sich ab und zu Freiräume verschaffen?
  4. Ihre ambivalente Beziehung zu ihrem Vater
  5. Das gestörte Verhältnis zu ihrem Freund Peter

Vor diesen TGG-Interviews hatte ich mit Ute bereits mehrere Beratungsgespräche geführt, war aber noch nie so nahe an die Punkte herangekommen, die die familiäre Beziehungsqualität deutlich machen.

Das TGG hatte für die Klientin einen wichtigen *Aufklärungscharakter* und mehr noch: sie wird in die Lage versetzt, sich *selbst aufzuklären* über ihre Situation, auch über ihre eigenen Anteile an Konflikten. Sie kommt dadurch ein Stück aus der „Opferrolle" heraus – was für Trauernde eine wichtige Bedeutung hat – und entscheidet *aktiv*, was für sie zur Bearbeitung jetzt ansteht. Die Beraterin bleibt dabei eher im Hintergrund und versucht, diesen Prozess in Gang zu halten.

Ute hat sich bewusst von den „Problemen" ihres Schwiegervaters abgegrenzt und sie bei ihm belassen. Schon durch die Erkenntnis, dass seine für sie bis dahin unverständlichen Reaktionen wahrscheinlich in seiner eigenen Familiengeschichte begründet liegen, hat sich die Blockade in Ute aufgelöst.

Anmerkung zu Kapitel 4

[1] Als Grundlage für die grafische Darstellung diente mir das standardisierte Genogrammschema von *McGoldrick und Gerson*; deren Ausführungen über Genogrammarbeit in der Familienberatung gaben mir auch Orientierung für die inhaltliche Konzeption des TGGs. McGoldrick, M. und Gerson, R.: Genogramme in der Familienberatung, Bern 1997.

5. Heilende Rituale

Die heilende Wirksamkeit von Ritualen wurde auch für Familien in Krisen- und Übergangssituationen nachgewiesen, wenn sie den Verlust einer geliebten Person bestätigen, den Ausdruck von Trauer fördern und darauf hinweisen, dass das Leben weitergeht. Diese „Verknüpfung von Vergangenheit, Gegenwart und Zukunft“[1] gilt als typisches Merkmal für heilende Rituale, wobei ausreichend Freiräume für die individuelle Gestaltung gegeben sein müssen.
Die symbolische Handlung ist herausgehoben aus dem Alltag und kann mit Erfahrungen des Außergewöhnlichen verbunden sein. Sie bezieht sich auf den Menschen in seiner Ganzheit, indem sie Intellekt, Emotionen und Spiritualität berührt.[2]

Fehlgeburt, Totgeburt und Abtreibung zählen zu den besonders schwer zu verarbeitenden Verlusten, da es für sie so gut wie keine gesellschaftlichen Rituale gibt, die den Betroffenen einen Rahmen bieten, ihren Schmerz und ihre Trauer ausdrücken zu können. Deshalb sind insbesondere für Familien, die eine glücklose Schwangerschaft erlebt haben, heilende Rituale erforderlich.
Die meisten Rituale finden in meiner Arbeit ihren Platz in der Trauergruppe. Im Schonraum der Gruppe und in der Gemeinschaft mit Gleichbetroffenen wird vieles gewagt, was im Alltag und im Alleingang als zu bedrohlich erscheint. Das Sicheinlassen auf Neues und Unbekanntes und das Sichfallenlassen wird durch die Halt und Unterstützung bietende Gruppe erleichtert. Durch Rituale kann die Tiefe der Gefühle in gewissen vorgeschriebenen Grenzen erfahren werden.

Namensgebung

Für Eltern, deren Kind tot geboren wird oder kurz nach der Geburt stirbt, spielt die Namensgebung eine besonders wichtige Rolle. Sie bedeutet die Anerkennung des Kindes als Individuum, als Persönlichkeit, und ist damit die Voraussetzung für Begegnung und Aufbau einer Beziehung. Gerade Eltern, die so wenige Erinnerungen an ihr Kind haben, machen durch den Namen deutlich, dass sie um einen konkreten Menschen trauern.
Beim Erstgespräch – und auch schon im Krankenhaus – frage ich die Eltern immer, wie sie ihr Kind genannt haben oder nennen wollen, denn: „Das Kind benennen ist verbunden mit dem Benennen des Schmerzes.“[3]
Oft löst das Aussprechen des Namens jene Tränen aus, die vorher mühsam zurückgehalten wurden und löst die Erstarrung, in der sich viele Eltern kurz nach dem Tod ihres Kindes befinden. Es ist für sie ein erster Meilenstein auf dem Weg der Trauer, ein schrittweises Annähern an den Verlust.

Lieber Peter,

ich denke oft an dich, nicht mehr täglich und es tut auch nicht mehr so weh, aber immer wieder. Manchmal frage ich mich, wie du heute mit fast sechs Jahren aussehen würdest. Ich schaue mir Johannes und Sophia an und versuche dein Aussehen von ihrem abzuleiten. Du bist mein Großer, mein ältestes Kind – und doch bist du mein Baby, wirst es immer bleiben. Neulich habe ich Johannes erzählt, dass ich mich mit anderen Müttern und Vätern treffe, die auch ein oder mehrere Kinder verloren haben und bei denen es noch nicht so lange her und daher die Traurigkeit noch besonders groß ist. Er hat ganz betroffen ausgesehen und gesagt: „Die Mamas und Papas tun mir aber Leid!"
Mittlerweile tue ich mir nicht mehr so furchtbar Leid. Auch wenn du nicht bei uns leben durftest, wollte ich nie auf dich verzichten. Du gehörst zu mir, zu uns.
Jetzt kommt wieder der Sommer. Noch immer kann ich keinen hellen Schmetterling sehen, ohne dabei an dich zu denken. Es ist nicht mehr der brennende Schmerz, sondern eher ein Geheimnis zwischen uns beiden und ich habe den Eindruck, irgendwie zwinkern wir beide uns verschwörerisch zu.
Ich liebe dich.

Deine Mama

Bei Eltern mit frühen Fehlgeburten dauert der Prozess der Namensgebung oft länger. Erst mit der Zeit und durch intensive Auseinandersetzung mit dem Verlust entwickelt sich eine Vorstellung von der Persönlichkeit des Kindes, und der „passende" Name wird durch eine plötzliche „Eingebung" gefunden. Auch in Träumen begegnet manchen Eltern der Name, den ihr Kind erhalten soll.
Obwohl nicht selten schon vor der Schwangerschaft ein Wunschname existierte, haben Eltern oft große Scheu davor, einem Kind, das in den ersten Schwangerschaftswochen verstarb, einen Namen zu geben. Geben sie ihrem inneren Impuls nach, stoßen sie oft auf größtes Unverständnis bei ihren Mitmenschen, die diese Reaktion als völlig übertrieben, wenn nicht sogar als „pathologisch" beurteilen: „Das war doch nur ein Zellklumpen …"
Dem gesellschaftlichen Nicht-Anerkennen des Verlustes wirkt die Namensgebung als heilendes Ritual entgegen.

Todesanzeige

Auch eine Todesanzeige kann für Eltern eine heilende Funktion haben. Sie machen damit, oft zum ersten Mal, die Existenz ihres Kindes, seine Geburt und seinen Tod, seinen Namen, öffentlich. Dadurch wird deutlich, dass auch früh verwaiste Eltern ein Anrecht auf ihre Trauer haben. Darüber hinaus stellen sie sich als trauerndes System dar. Außerdem haben Todesanzeigen dieser Art, die auch gemeinschaftlich aufgegeben werden können, eine wichtige gesellschaftspolitische Bedeutung: Sie sind ein Angriff auf das Tabu, die Sprachlosigkeit, die Leugnung beim frühen Tod eines Kindes und lösen viel mehr Betroffenheit in der Öffentlichkeit aus als zahlreiche aufklärende Berichte zu diesem Thema.

Beim Aufgang der Sonne
und bei ihrem Untergang
erinnern wir uns an sie;

Beim Wehen des Windes
und in der Kälte des Winters
erinnern wir uns an sie;

Beim Öffnen der Knospen
und in der Wärme des Sommers
erinnern wir uns an sie;

Beim Rauschen der Blätter
und in der Schönheit des Herbstes
erinnern wir uns an sie;

Zu Beginn des Jahres
und wenn es zu Ende geht,
erinnern wir uns an sie;

Wenn wir müde sind
und Kraft brauchen,
erinnern wir uns an sie;

Wenn wir verloren sind
und krank in unserem Herzen,
erinnern wir uns an sie;

Wenn wir Freuden erleben,
die wir so gerne teilen würden,
erinnern wir uns an sie;

Solange wir leben,
werden sie auch leben,
denn sie sind nun ein Teil von uns,
wenn wir uns an sie erinnern.

Aus den „Toren des Gebets"
Reformiertes jüdisches Gebetbuch

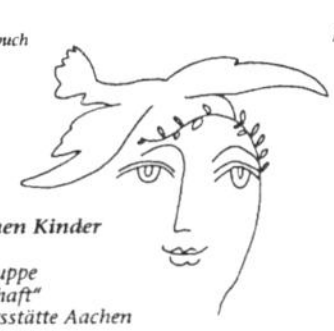

Wir trauern
um unsere verstorbenen Kinder

Die Eltern der Trauergruppe
„Glücklose Schwangerschaft"
an der Familienbildungsstätte Aachen
mit Unterstützung des Vereins
„Verwaiste Eltern" e.V., Aachen

Luis Sebastian Aguirre
**†16.4.1996*

Leon Amian tot geboren
am 09.01.1991

Marek
8.8.1996

Linda
3.6.1998

Benedikt Bechmann
**†1988*

Jan Bechmann
**†1990*

In Gedenken an Phillip Leonhard
und seine drei ungeborenen
Geschwister

Jedes Kind hat seinen Stern
Mona Breuer
10.8.1996

Unser fehlgeborenes Kind
**†2.11.1993*

Larissa Dangela
**†15.4.1996*

Anne David
**20.12.1990 †27.01.1991*

Laura Crott
**†27.11.1998*

Jan Markus Emunds
**†24.05.1993*

Axel Hergeth
1994

Tim Ganser
**†31.7.1995*

Stefan Häfner
geb. 4.4.1963
gest. 5.5.1963

Angel Heyers
12.01.1995†
Deine Eltern und
Dein Zwillingsbruder Manuel

Kerstin
**12.11.1989 †1.3.1990*

Nicole und Andrea Hohnen
**†30.4.1997 und*
**†23.4.1998*

Christoph Kaiser
**†27.10.1995*

Sarah und Rebecca
27.6.1996

Paul
**†5.6.1998*

Michael Kriese
†7.03.1996

Martha Küpper
**†25.1.1996*

Katharina Sophie Dreßler
**†10.4.1998*

Florian Dreßler
**†13.11.1998*

Peter Lege geboren und
gestorben am 19.06.1993
Du gehörst zu uns

Niklas Leitmeier
**†25.3.1999 (39. Woche)*

Joana Lillpopp
**†8.12.1995*

Jörn Philipp Lützeler
**†6.9.1996*

Felix Martin
**†21.5.1998*

Linda
†19.11.1998

Jonathan Mayer
**†21.10.1998*

Lukas Henche
**†18.07.1997*

Marie-Marine und
Manon Niessen

Daniel Oidtmann
**†9.10.1998*

Eileena Laschet
**†29.09.1997*

David Palm
**†15.5.1985*

Lynn Peiter
**†4.1.1997*

Jonas Rohrer
**†21.12.1990*

Stephan Sorge
**23. Okt. 1989*
†16. Nov. 1989

Birte
**†31.03.1998*

Sebastian Uber
**†5.4.1995*

Paula Volk tot geboren
am 17.1.1997

Pauline von Fürstenberg
**†8.10.1998*

Joshua
**†26.07.1997*

Moritz Müller
**†18.02.1999*

Sofie
† 18.02.1996

Unser Ellchen
29.4.1999

Wandteppich

Für das Ritual des „Trauerquilts" fertigen Trauernde und ihre Angehörigen in den USA aus verschiedenen Stoffstücken der Kleidung des Verstorbenen eine Art Patchwork-Decke an, die dem Toten mit in den Sarg gelegt wird. Einen ähnlichen Trauer-Wandteppich können Paare aus Trauergruppen anfertigen. Jedes Paar gestaltet für sein verstorbenes Kind ein Stoffteil mit Namen, Geburts- und Todesdatum sowie einem bestimmten Symbol, das eine assoziative Verbindung zum Kind schafft.

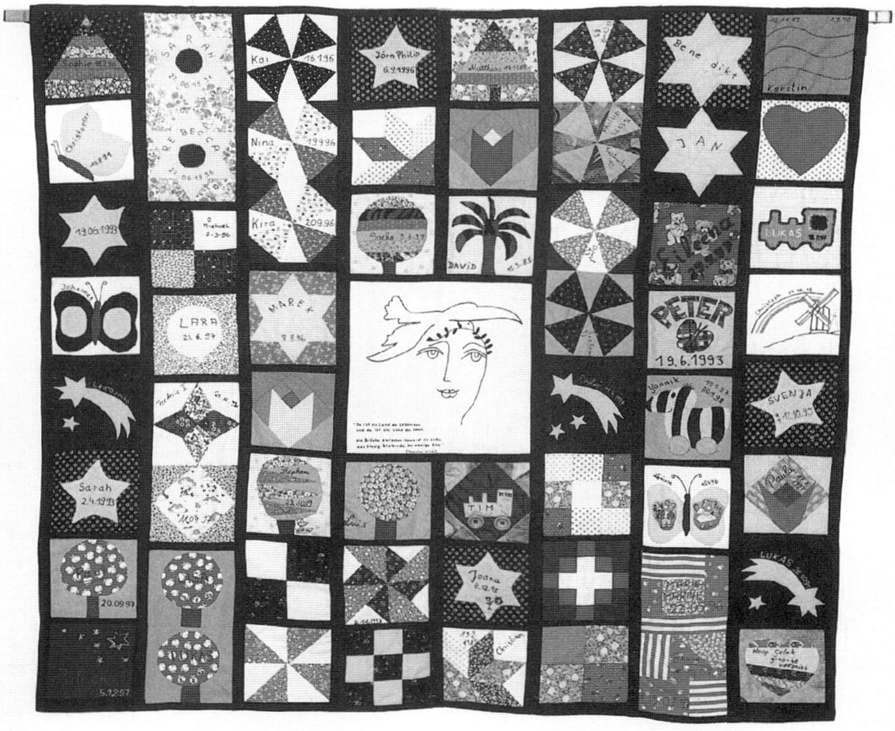

Wandteppich

In einer Gruppe applizierte eine Mutter für ihre Tochter *Ilanit* einen Frosch auf den Stoff, weil „Ilanit“ im Hebräischen „Fröschchen“ bedeutet. Die Eltern von *Luca* wählten einen Fußball als Motiv, weil ihr Sohn, der in der 42. Woche totgeboren wurde, in der Zeit einer Fußballweltmeisterschaft gezeugt wurde. Ein anderes Paar nähte einen kleinen Strumpf auf, da sie ihr Baby in der 26 Wochen währenden Schwangerschaft liebevoll mit „Söckchen“ anredeten.
Der sich ständig vergrößernde Wandbehang, der im Raum hängt, in dem die Trauergruppen stattfinden, formuliert mehrere wichtige Aussagen: Er ist Symbol dafür, dass den verstorbenen Kindern – egal, wie klein sie waren – ein Platz im Leben eingeräumt wird. Zum andern wird durch die Namen, Daten und Bilder ersichtlich, dass jedes Kind eine eigenständige Persönlichkeit darstellt und für seine Eltern eine besondere Bedeutung hat.
Durch die Verdichtung der „Lebensgeschichten“ wird deutlich, wie viele verstorbene Kinder es gibt und dass hinter jedem Namen eine eigene Geschichte von Leben und Tod, von unerfüllter Hoffnung steht. Trotzdem setzt der Wandteppich durch seine leuchtend bunten Farben ein lebensbejahendes Signal. Für die trauernden Eltern schafft er eine tröstliche Verbindung. Dem sozialen Umfeld dient er als starke und sichtbare Erinnerung und als Indiz für die Schwere des Verlustes.

Arbeit mit Ton

Eine weitere kreative Möglichkeit, den Gefühlen eine Gestalt zu geben und dabei verschüttete Trauertiefen zu berühren, ist die Arbeit mit Ton.
Anhand einer Meditation, die dem praktischen Tun vorausgeht, werden die Trauernden an die Eigenart des Tons herangeführt, und es wird eine Verbindung hergestellt zwischen dem Bearbeiten des Tons und dem Bearbeiten der Trauer. Diese Meditationstexte sollten von den Gruppenleitern nach Möglichkeit für die jeweilige Gruppe passend entwickelt werden.

Beispiel für eine „Ton-Meditation“:

Wir arbeiten heute mit unseren Händen.
Lassen wir die Hände „tonen“, sprechen, und nehmen wir wahr, wohin der Ton, das Tonen, jede und jeden von uns führt.
Ich lege meine Hände auf den Ton, ich spüre den Ton, erkunde ihn mit meinen Händen.
Wie wirkt der Ton auf mich?
Ich empfinde zunächst die Starre, die Kälte des Tons.
Ich sehe mich wieder am Anfang meiner Trauer. Ebenso erstarrt und kalt, ebenso verkrustet.
Unter meinen Händen spüre ich, wie der Ton sich allmählich erwärmt.
Ich stelle mir vor, wie ich den Ton gleich bearbeiten werde. Wie der Ton durch die Bewegung meiner Hände, durch Berührung, formbar wird.
Ich werde den Ton zunächst behauen, auf ihn einschlagen. Heftiges Bearbeiten ist notwendig, um eine Veränderung des Materials herbeizuführen.
Ich versuche, mich an die heftigen Gefühle in mir zu erinnern, die notwendig waren, um meine Trauer ins Fließen zu bringen.
Ich werde mit meinen Händen den Ton kräftig bearbeiten. Ich muss meine Kraft einsetzen, um meine Trauer zu bearbeiten, um nach den Verletzungen wieder heil zu werden.
Mein eigenes Tun, meine Stärke, das Berührt-Werden durch andere lassen mich wieder weich und lebendig werden.

Im Anschluss an die Meditation nimmt jede Mutter/jeder Vater ihren/seinen Tonklumpen und bearbeitet ihn etwa eine halbe Stunde lang mit geschlossenen Augen oder im Dunkeln. Dabei geht es nicht darum, einen bestimmten Gegenstand zu formen, sondern etwas aus dem Inneren mit Hilfe des Tons zum Ausdruck zu bringen, sich von seinen Gefühlen leiten zulassen, die Hände einfach tun zu lassen.
Die Arbeit mit Ton löst oft heftige Gefühle aus: aufgestaute Wut, unterdrückte Tränen. Erinnerungen an besonders schmerzliche Erlebnisse können wiederbelebt werden, zum Beispiel bei Eltern, die vor der Kälte und Starre ihres toten Kindes

Der versteinerte Schrei

In mir sitzt er noch, der Schrei bei der Geburt von Luca. Jener Schrei, den alle Frauen ausstoßen, wenn sie ein Kind gebären. Jener befreiende Schrei, dem die ersten Töne eines neugeborenen Kindes folgen, das erste hilflose Gewimmer oder der kräftige Protest. Alle Frauen schreien, kreischen im Kreißsaal, daher der Name. Auf der Station ist diese Geräuschabfolge immer wieder zu hören: erst die Frau, dann das Baby.

Ich hatte auch nicht vor, den Helden zu markieren. Ist ja auch kein Zeichen von Schwäche, in einem solchen Moment nicht Haltung zu bewahren, besonders wo es seit jeher so ist: Frauen kriegen Kinder nun mal unter Schmerzen; wieso sollte ich da eine Ausnahme sein.
Als die mir im Krankenhaus endgültig (ENDgültig!) klar gemacht hatten, dass unser kleiner Luca nicht mehr lebt, habe ich zwar erst geschrien und geheult, aber irgendwie ist auch etwas verhärtet in mir. Äußerlich genau wie die anderen Frauen auf der Station mit dickem Bauch voller Baby, aber doch so anders. Nicht mehr stolz und voller Vorfreude auf den zukünftigen Erdenbewohner, nicht mehr hocherhobenen Hauptes, weil in meinem Körper so etwas Tolles geschieht, nicht mehr schwungvoll dynamisch, wie ich noch in der vierzigsten Woche zum Schwimmen und Einkaufen gegangen bin. Nein: gelähmt, gebrochen, gebückt und voller Scham darüber, dass ich Luca nicht das Leben schenken würde.
So habe ich denn auch die Wehen versucht mit Haltung zu ertragen, mich zu entspannen und das Notwendige hinter mich zu bringen; nur ja kein Stöhnen, keinen Laut des Schmerzes; eben Haltung.
Woher sollte ich das Recht nehmen, das zu tun, was alle Frauen im Kreißsaal tun, wenn ich das nicht schaffe, was die anderen scheinbar selbstverständlich hinkriegen: anschließend ein lebendiges Kind im Arm zu halten.
Jede Mutter wartet nach der letzten Presswehe auf den ersten Ton des hoffentlich gesunden Nachwuchses.
Aber wenn man schon vorher weiß, dass es keinen Laut geben wird!
Die Quälerei einer Geburt ohne Freude, um die ertragenen Schmerzen vergessen zu machen. Also müssen die Schreie eben stumm bleiben, versteinern.
Heute weiß ich, dass dieser dicke Stein noch in mir sitzt, mich behindert bei allem, was ich tue. Ich möchte ihn so gern zertrümmern, um mich wieder freier bewegen zu können, um dieses Gewicht von Körper und Seele abzuwerfen. Niemand sieht diese zentnerschwere Last, aber ich fühle sie.

Wie werde ich den versteinerten Schrei wieder los? Ich möchte schreien, so laut, toben, zerstören, wüten und mich ganz gehen lassen. Trotzdem – ich kann nicht, immer Haltung, immer beherrscht, immer kontrolliert.
In der Eifel sagt man bei allem: Stell dich net esu ahn, et wit ald widder joot. Anderes habe ich nie gelernt. Man verliert nicht die Beherrschung, und wenn, dann nur ganz still im Kämmerlein, wo es keiner sieht und hört. Man duldet, ist tapfer und geweint wird nicht: es hätte ja noch schlimmer kommen können.
Da stehe ich nun mit meinem Felsblock auf der Seele, funktioniere nach außen wie immer, aber es kostet mich so unendlich viel Kraft; Kraft, die ich nicht mehr habe und die ich auch nicht weiß, wie ich sie wieder aufladen kann. Ich muss den Stein loswerden, sonst bin ich bald völlig am Ende.

zurückgeschreckt waren. Wenn Eltern diese Assoziationen in sich „wecken“, so tun sie dies, weil es für sie eine *heilende* Wirkung hat.
Bei der anschließenden gemeinsamen Betrachtung dessen, was sich in den Händen der Trauernden geformt hat, wird in beeindruckender Weise deutlich, wie viel sie in den Ton hineingearbeitet haben: viel Schmerzliches, aber auch Tröstendes und Wegweisendes. Hierdurch entsteht für jede/n ein Symbol für ihre/seine Trauer. Trauerenergie wird somit in kreative Energie umgewandelt.
Ein Beispiel, das mich sehr berührt hat, war die Reaktion einer Mutter, die mit geschlossenen Augen und zu ihrem eigenen Erstaunen eine kleine menschliche Figur geformt hat. Diese Frau hatte ihr Kind in der 20. Schwangerschaftswoche verloren. Sie hatte es nicht sehen und berühren können und diese „verpasste Chance“ in der Trauergruppe oftmals beweint. Obwohl sie keine konkreten Vorstellungen von ihrem Kind hatte, kannte sie in ihrem Inneren genau dessen Konturen: ihr „Ton-Kind“ hatte exakt dieselbe Größe wie ihr totes Kind. Die Mutter teilte uns mit, dass es für sie äußerst wohltuend gewesen sei, diese kalte Tonfigur zu berühren. Es war die *sinnliche* Erfahrung, die ihr bisher gefehlt hatte: Sie musste den Tod mit ihren Händen „begreifen“.

Gebet bei den Töpfern in Taizé

Herr, mache mich zu einer Schale
offen zum Nehmen
offen zum Geben
offen zum Geschenktwerden
offen zum Gestohlenwerden
Herr, mache mich zu einer Schale für dich
aus der du etwas nimmst
in die du etwas hineinlegen kannst

Wirst du bei mir etwas finden
was du nehmen kannst?
Bin ich wertvoll genug
so dass du in mich etwas hineinlegen wirst?

Herr, mache mich zu einer Schale für meine Mitmenschen
offen für die Liebe, für das Schöne
das sie verschenken wollen
offen für ihre Sorgen und Nöte
offen für ihre traurigen Augen
und ängstlichen Blicke
die von mir etwas fordern

Herr mache mich zu einer Schale

Fantasiereisen

Der Abschied der Eltern von ihrem toten Kind ist kein einmaliges Ereignis, sondern vollzieht sich in vielen schmerzhaften Loslösungsschritten, oft über Jahre hinweg. Eltern, die noch einmal bewusst und in Ruhe einen inneren Abschied von ihrem Kind gestalten möchten, finden auf einer Fantasiereise die Gelegenheit dazu. Durch Visualisierung innerer Bilder entsteht die Fähigkeit, Sinneseindrücke, Bewusstseins- und Erlebnisinhalte so zu kombinieren oder umzugestalten, dass neue Vorstellungsbilder entstehen. Zugleich werden neue Möglichkeiten von Konfliktbewältigung erlebt.[4]
Der Fantasiereise sollte eine Entspannungsübung für den Körper (Autogenes Training, Progressive Muskelentspannung nach Jacobsen) und/oder für die Gedanken- und Gefühlswelt (Märchenreise) vorausgehen und nach dem Ende der Reise eine „Zurücknahme“ folgen. Fantasiereisen dieser Art lösen meist sehr starke Gefühlsre-

gungen aus und sollten deshalb nur sehr behutsam und von erfahrenen Trauerbegleitern eingesetzt werden.

Beispiel für eine gelenkte Fantasiereise:

Lass vor deinem inneren Auge das Bild von einem Ort entstehen, der dir besonders lieb ist, an dem du gerne mit deinem Kind zusammenwärst, mit dem Kind, um das du trauerst. Ein Ort, an dem du während der Schwangerschaft besonders glücklich warst. Oder ein Ort, den du deinem Kind gerne gezeigt hättest, später …

Nimm diesen Ort mit all deinen Sinnen wahr. Denke ihn dir in allen Einzelheiten: in einer Jahreszeit, die du besonders magst, zu einer Tageszeit, deren Stimmung du am meisten schätzt.

Nun stelle dir vor: Du bist mit deinem Kind zusammen, in inniger Verbindung. Du hältst es fest im Arm, du fühlst seine Wärme und Weichheit. Ihr seid euch ganz nah. Du genießt diesen Augenblick.

Du spürst nun, dass dein Kind dich verlassen wird.

Du weißt jetzt, dass du dich von ihm trennen musst.

Du hältst dein Kind zum letzten Mal in deinen Armen. Nimm diesen Augenblick ganz bewusst wahr; die Gefühle, die dabei in dir aufkommen …

Jetzt sprich mit deinem Kind. Sag ihm, wie dir zumute ist. Sag ihm jetzt alles, was du ihm zum Abschied sagen möchtest.

Stelle ihm die Fragen, die dich noch bewegen …

Nun versuche, dein Kind loszulassen, es gehen zu lassen.

Sieh zu, wie es sich langsam von dir entfernt. Halte es nicht zurück …

Bei dem anschließenden Gespräch in der Gruppe über Gefühle, Gedanken und Erlebnisse, die während der „Reise" aufgekommen sind, berichten Eltern oft, dass es ihnen zum ersten Mal seit dem Tod ihres Kindes gelungen ist, eine innere Verbindung zu ihm herzustellen. Eine Mutter formulierte es so: „Es war eine beglückende Erfahrung für mich, mit meinem Kind wieder in Kontakt treten zu können. Als lebte es wieder in mir, wie während der Schwangerschaft. Ich habe mein Kind losgelassen, jedoch nicht ‚verloren'."

Für viele Eltern ist der nacherlebte Abschied sehr schmerzlich. Sie äußern, dass sie die fantasierte Nähe zu ihrem Kind sehr genossen haben, sich dann aber innerlich dagegen gewehrt haben, ihr Kind gehen zu lassen. Sie spüren deutlich, dass sie den Verlust noch nicht akzeptieren können und die Zeit des Loslassens für sie noch nicht gekommen ist.

Nach einer solchen Fantasiereise verspüren viele Eltern den Impuls, einen Brief an ihr Kind zu schreiben. Die meisten der in diesem Buch veröffentlichten Elternbriefe sind auf diese Weise entstanden.

Liebe Svenja, lieber Fabian!

Als du mir vor knapp sechs Jahren verloren gingst, warst du äußerlich kaum mehr als ein winziges, grau-weißes Klümpchen, gerade so groß wie der Nagel meines kleinen Fingers. Niemand hätte sagen können, ob du ein Junge warst oder ein Mädchen. Dennoch warst und bist du in meinem Leben zu wichtig, als dass du hättest namenlos bleiben können. So bekamst du beide Namen, die dein Vater und ich für dich ausgesucht hatten: Svenja-Fabian eben.

In all den Jahren hat es keinen Tag gegeben, an dem ich nicht an dich gedacht habe. Heute bin ich nicht mehr traurig darüber, dass du so früh wieder gegangen bist. Aber ich bin traurig, weil ich die kurze, kostbare Zeit mit dir nicht richtig zu schätzen und zu nutzen wusste und wir uns nie richtig kennen lernen konnten. Und ich bin traurig darüber, dass dein Vater und ich uns nach deinem Fortgehen so fremd wurden, dass wir uns trennen mussten.
Heute hast du eine Halbschwester; sie ist mein ganzer Stolz und mein ganzes Glück. Aber die Gedanken an dich und die Sehnsucht nach Nähe zu dir hat sie nie verdrängt. Noch ist sie ja zu klein, aber ich warte ungeduldig auf den Tag, an dem ich ihr von dir erzählen kann.

Die Entfernung
zwischen
dir und mir
wächst
unaufhaltsam

so wie ein Zug
aus dem Bahnhof
fährt –
langsam zuerst
dann schneller

so wie sich zwei
an den Händen
halten
bis die Finger sich
zögernd
lösen

so wie dann einer
noch winkt
ein paar Schritte
mitzulaufen versucht
stehen bleibt
sich abwendet
langsam
zurück geht
und jetzt
allein ist

Gitta Deutsch

(Aus: An einem Tag im Februar.
Gedichte, Aigner Verlag, Salzburg 1988)

Gedenkgottesdienste

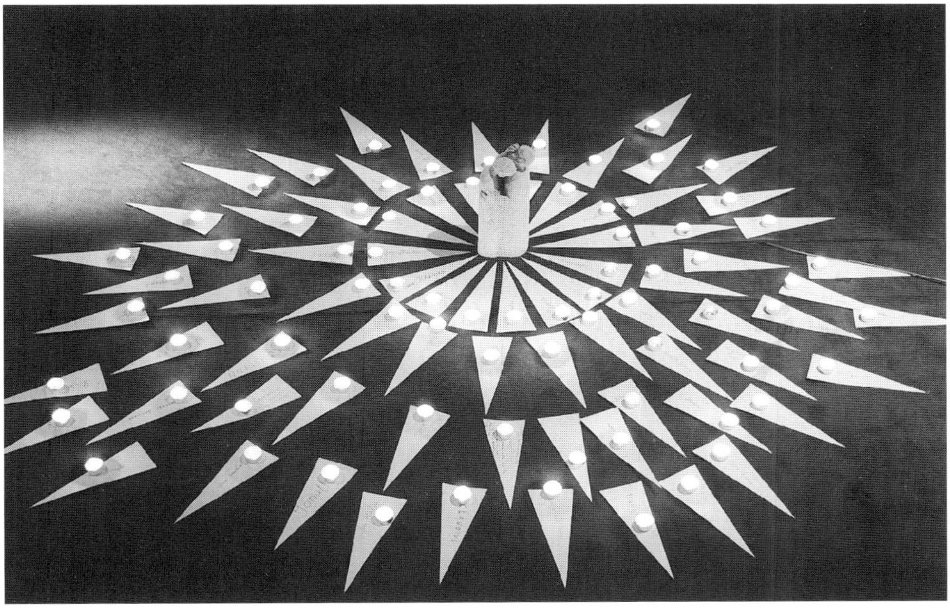

Lichtersonne

Gedenkfeiern und Beerdigungszeremonien bieten die Möglichkeit, die Realität des Todes einer Person zu bestätigen, Trauer auszudrücken und andere Menschen am Trauerprozess der Familie teilhaben zu lassen. Diese hilfreichen Rituale finden beim frühen Tod von Kindern oft nicht statt, lassen sich später jedoch „nachholen".

Aus diesem Grund feiern wir in jedem Jahr einen Gedenkgottesdienst für Familien, die ein Kind durch Fehlgeburt, Totgeburt, Schwangerschaftsabbruch und frühen Säuglingstod verloren haben. An der Feier nehmen ca. 100 bis 200 Personen teil, außer den betroffenen Eltern auch Geschwisterkinder, Großeltern, Freundinnen, Freunde und Angehörige, die hier – oft zum ersten Mal – die Möglichkeit haben, um ein Kind zu trauern, das sie nicht kennen lernen durften. Immer häufiger ergreifen Erwachsene nach vielen Jahren hier die Gelegenheit, eine bisher unbeweinte Schwester oder einen Bruder zu betrauern, deren für sie nie real gewordene Existenz sie oft ihr Leben lang belastet hat.

Der Gottesdienst, der viele rituelle Einzelelemente enthält, ist als ganzer ein Ritual mit großer Heilwirkung. Er wird mitgestaltet von einer Gruppe betroffener Eltern. Der äußere Ablauf ist immer ähnlich, die Inhalte sind dem jeweiligen Thema ange-

passt. Für viele Eltern ist es ein tröstlicher Gedanke, dass Gott sich ihrer Kinder annehmen wird.
Ein Gottesdienst ist zudem ein Vorgang, der die Angehörigen zu einer Trauergemeinschaft verbindet, der Erinnerung, Trost und Hoffnung, Zeit und Raum gibt.

Anmerkungen zu Kapitel 5

1 Vgl. Imber-Black et al.: Rituale, Heidelberg 1998, 43.
2 Vgl. Nijs, M.: Trauern hat seine Zeit, Göttingen 1999, 29.
3 Nijs, M., ebd., 50
4 Müller, E.: Du spürst unter deinen Füßen das Gras, Frankfurt 1988.

6. Gestaltungsbausteine für Gedenkgottesdienste

Im Folgenden sind Elemente für die Gestaltung eines Gottesdienstes (Eucharistiefeier, Wortgottesdienst oder eine andere Form) zusammengestellt. Bei der Auswahl der Texte ist auf die üblichen liturgischen „Regeln" zu achten. Jedoch sollte man bei der Gestaltung dieser Gedenkgottesdienste, was Sprache und Ablauf betrifft, den besonderen Anlass im Blick haben.

Für einen „einfachen" Wortgottesdienst bzw. eine Andacht empfiehlt sich folgendes Ablaufmuster:
Begrüßung der Teilnehmer/-innen
Gebet zum Anlass des Gottesdienstes
Gemeinsames Lied
Zentraler Text aus der Bibel und gestaltendes Element
Gebet
Entlassung

Diese sechs Elemente bieten einen weiten Raum. Eine Eucharistiefeier und ein ökumenischer Gottesdienst sind um einiges umfangreicher und ihre Gestaltung wird in enger Zusammenarbeit mit dem Gottesdienstverantwortlichen der Gemeinde geschehen.
Folgende Elemente sind für die Gestaltung von Gottesdiensten von Belang und sollten eng auf die feiernde Gruppe abgestimmt sein:

Musik: Instrumentalmusik, gemeinsamer oder Sologesang, Musik von Tonträgern, Tänze.
Eingebaute Symbolhandlungen: z.B. Anzünden von Kerzen zu den Fürbitten, Gabe von Blumen, Aussäen von Samen, Segensriten, ein Stärkungsmahl mit Brot, Saft oder Wasser im Anschluss an den Gottesdienst, das Aufsteigenlassen von Luftballons nach dem Gottesdienst.
Nicht vergessen werden sollen auch der *Geruchs- und Tastsinn:* z.B. das Verbrennen von Weihrauch als Zeichen, dass das Gebet zu Gott aufsteigen möge; das Herumreichen von Symbolgegenständen.
Die *örtlichen Gegebenheiten* sind zu berücksichtigen: Ein Gottesdienst kann in einer Kirche oder Kapelle gefeiert werden, in einem Pfarrsaal oder einem privaten Raum.
Die *Sitzordnung* ist bedeutsam.
Schließlich sind *Termin und Zeit* so zu wählen, dass sie von der Gruppe gut wahrgenommen werden können.

Lieber Phillip

Hallo mein lieber Freund!
Die Sonne scheint strahlend; Frühling.
Leuchtendes saftiges Grün in allen Farbtönen.
Die Wärme der Farben, des Lichtes, die Energie der sprießenden Pflanzen spüre ich auf meiner Haut, im Gesicht, sie fließt durch meinen Körper.
Ein angenehm warmer Strom.
So fühlte ich dich in meinem Armen.
Kleiner winziger Körper voller Weichheit, Sanftmut und innerem Frieden.
So gütige, warme Liebe fließt wie ein warmer Strom und bleibt ewig im Universum, in meinem Bewusstsein.
Meine Verzweiflung, meine dürstende Sehnsucht nach dir verflog, als ich dich losließ in deine neue Welt.
Fast drei Jahre habe ich dazu gebraucht.
Nun fühlen wir uns beide besser und ich nehme dich neu wahr: viel liebevoller. Schönere Gefühle. Entspanntes Empfinden.
Wärmender Strom löst meine Verkrampfungen der Wut, der Unfassbarkeit, der Ausweglosigkeit, die mich so lange quälten.
Ich weiß, dir geht es gut. Du hast dich so sehr angestrengt zu uns zu kommen und es geschafft. Das macht mich stolz und glücklich. Viel mehr aber noch dankbar.
Ich danke dir von Herzen, dass du so lange bei uns bleiben wolltest. Bis dich deine Kraft verließ, im Kampf gegen deine Krankheiten. Bis zum letzten Atemzug hast du gekämpft.
Dein Gesicht war glücklich, zufrieden und entspannt, als ich dich sah.
Es war für dich o.k.! Heute kann ich das akzeptieren, ich kann wieder Freude empfinden ohne schlechtes Gewissen, ohne Trübsinn. Ich kann wieder vorwärts schauen. Ich habe neuen Mut, neue Kraft. Ich weiß, dass es dir gut geht. Ich spüre den angenehmen warmen Strom deiner Liebe in mir.

In bleibender Liebe
Klemens

Begrüßungen, Lesungstexte und Ansprachen zu fünf thematischen Gedenkgottesdiensten

Thema 1: Jedes Leben ist ein Geschenk

Begrüßung

Liebe Mütter, liebe Väter, liebe Geschwister – liebe Freunde!

Ich möchte euch und Sie alle – auch im Namen der Trauergruppe – herzlich hier begrüßen.
Wir wollen an diesem Abend unserer Kinder gedenken, die schon im Mutterleib gestorben sind – oder so früh geboren wurden, dass sie noch nicht lebensfähig waren –, die bei der Geburt starben oder kurze Zeit später. Kinder, unsere Kinder, die allzufrüh von uns genommen wurden, obwohl sie erwünscht und schon geliebt waren.
Für die meisten dieser Kinder gab es keine Taufe, keine Beerdigung, keine Gedenkmesse. Es bleiben uns nur wenige greifbare Erinnerungen an sie.

Wir haben uns heute – hier in dieser Kirche – einen Ort gesucht, an dem wir trauern können. Wir möchten die tröstliche Gemeinschaft der trauernden Eltern erleben.
Wir möchten spüren, dass unsere Kinder heute Abend unter uns sind.

Unsere Kinder mussten sterben zur Unzeit und niemand kann uns sagen, warum und wozu das gut sein sollte. Wir treten vor Gott mit all unseren ungeklärten Fragen, unseren Tränen, unseren Klagen. Wir treten vor Gott in der Hoffnung, dass er sich unserer Kinder annimmt, dass sie bei ihm geborgen sind, dass Er ihnen Mutter und Vater ist, da wir es nicht sein dürfen.

Ich begrüße auch die Angehörigen und Freunde, die heute Abend hier sind, weil sie sich uns und unseren toten Kindern verbunden fühlen. Ihre Anwesenheit zeigt uns, dass wir nicht allein gelassen sind in unserer Trauer.

Evangelium

(Markus 10,13–16): „Sie wiesen die Leute schroff ab“

Da brachte man Kinder zu ihm, damit er ihnen die Hände auflegte. Die Jünger aber wiesen die Leute schroff ab. Als Jesus das sah, wurde er unwillig und sagte zu ihnen: Lasst die Kinder zu mir kommen; hindert sie nicht daran! Denn Menschen wie ihnen gehört das Reich Gottes. Amen, das sage ich euch: Wer das Reich Gottes nicht so annimmt, wie ein Kind, der wird nicht hineinkommen. Und er nahm die Kinder in seine Arme; dann legte er ihnen die Hände auf und segnete sie.

Ansprache

(Von Peter Blätter, Aachen)

Liebe Eltern, Großeltern, Verwandte und Freunde der verstorbenen Kinder!

Wir haben in der Trauergruppe „Glücklose Schwangerschaft" intensiv miteinander gesprochen, welche Texte und welches Evangelium wir für den heutigen Gedenkgottesdienst wählen. Die Texte sollten etwas zusammenbringen, was so leicht nicht zusammenzubringen ist: zerstörte Hoffnung, Sprachlosigkeit und Trauer einerseits und Trost, Ermutigung, neue Hoffnung und vielleicht ein wenig Glaube, der trägt, andererseits.

Die Eltern in der Trauergruppe und viele, die jetzt hier beim Gottesdienst sind, haben schon erfahren, das es Zeit braucht, viel Zeit braucht, um diesen Gegensatz zusammenzubringen. Es braucht Zeit, neue Hoffnung finden zu können. Es braucht Zeit, aber diese Zeit wird den meisten Müttern und Vätern von fehl- oder totgeborenen Kindern nicht zugestanden. In unserer schnelllebigen Gesellschaft steht diese Zeit einfach nicht zur Verfügung; manchmal haben die betroffenen Väter und Mütter selbst das Gefühl, sich keine Zeit für die Trauer nehmen zu können. Das Leben geht unerbittlich weiter und der Druck ist groß, bald wieder zur Tagesordnung übergehen zu müssen. Zu leichtfertig geht man in der Gesellschaft und auch in der Kirche darüber hinweg, dass auch Eltern von fehl- und totgeborenen Kindern Zeit zur Trauer brauchen; zu unsensibel sind Pfarrer und Nachbarn, Freunde und Verwandte, manchmal sogar die eigenen Eltern. Ein Kind, das ja noch gar nicht da war, das noch nicht geboren war, damit verbinden viele eben kein Gesicht. „Da war ja noch nichts oder nicht viel und bestimmt war es auch besser so" – so denken viele und manchmal sagen sie es auch, um abzulenken, zuzudecken und zu verdrängen. Dass da noch nichts war, dies entspricht jedoch nicht dem Empfinden der Mütter und Väter; und so erleben Mütter und Väter ihre Umgebung oft ratlos und trostlos – auch wenn die Umgebung es nicht mal böse meint und nur das Beste will. Aber wie der Volksmund schon sagt: „Gut gemeint ist selten gut getan."

Allerdings ist es nicht nur die Umgebung, die es den trauernden Eltern schwer macht. In der Trauergruppe wurde mir deutlich, dass sich die Eltern selbst mit dieser unvorhersehbaren Situation schwer tun und in eine Überforderung geraten: Da war zuerst die ungeheuer große Freude vor der Geburt und dann bricht die Situation radikal um und alle Hoffnung ist zerstört. Bei vielen Eltern herrschen Ratlosigkeit und Hilflosigkeit. Im Krankenhaus geht dann auch noch alles so schnell, dass die Mütter und Väter nicht mitkommen und überfordert sind

– etwa mit der Frage nach einer würdigen Beisetzung des toten Kindes. Nicht nur der äußere Druck ist groß, sondern auch die innere Ratlosigkeit. Den Eltern stellen sich bange Fragen, Fragen, die manchmal sogar die Beziehung zum Partner überfordern und das Gespräch untereinander belasten; Fragen wie: „Was ist mit meinem Kind? War es krank – oder lag es an mir, an uns? Habe ich als Mutter versagt, liegt die Schuld bei mir? Wie konnte das geschehen, warum hat es ausgerechnet uns getroffen? Wenn es Gott gibt, wie konnte er das zulassen?“ – In unserer Gesellschaft ist alles, was mit Tod und Sterben zusammenhängt tabuisiert und wir tun uns schwer mit dieser Grenzsituation; aber ich habe den Eindruck, dass wir uns mit dem Tod dieser viel zu früh verstorbenen Kinder doppelt schwer tun.

Als ich in der Trauergruppe war, da dachte ich, welch ein Glück, dass es diese Gruppe gibt, dass in dieser Gruppe die Trauer und die Not mit der Trauer zur Sprache kommen können, dass betroffene Mütter und Väter über ein in Kirche wie Gesellschaft tabuisiertes Thema dennoch offen reden können und ihre Erfahrungen austauschen können, dass all die Enttäuschung herausbrechen darf und dass auch geweint und geklagt werden kann. Betroffene Eltern brauchen solche Orte, sie brauchen Raum und Zeit, um trauern zu können und neue Hoffnung schöpfen zu können.

Wegen dieser Erfahrung mit dem gesellschaftlichen Umgang mit der Trauer haben wir uns in der Gruppe für das gerade gehörte Evangelium entschieden. „Die Jünger wiesen die Leute schroff ab“ – hieß es da. Aber Jesus nahm die Kinder dennoch in seine Arme und segnete sie. Die Spannung zwischen Ablehnung und Unverständnis einerseits und Annahme und Segen andererseits, macht dieses Evangelium für unseren Gedenkgottesdienst aktuell. Damals kommen Väter und Mütter mit ihren Kindern zu Jesus und erfahren, das darf nicht sein. Sie werden gehindert, von den Jüngern Jesu gehindert und abgewiesen. Dass die Jünger sich damals so verhielten, hat noch nicht einmal etwas mit böser Absicht zu tun; sie hielten sich genau an die Gepflogenheiten der damaligen Zeit; sie dachten und handelten, wie man eben damals dachte und handelte. Damals war ihr Verhalten eher normal und fast selbstverständlich. Kinder galten als unmündig und unfertig; sie waren noch keine vollwertigen Menschen. Darum spielten sie im öffentlichen Leben keine Rolle und ein Rabbi, ein religiöser Führer und Lehrer, gab sich nicht mit Kindern ab. Wie viel besser der Umgang mit Kindern heutzutage ist und ob unsere Gesellschaft wirklich kinderfreundlicher ist, darauf haben wir als Christinnen und Christen ein wachsames Auge zu werfen. Der öffentliche Umgang mit fehl- oder totgeborenen Kindern ist jedenfalls nicht in Ordnung: Der Umgang mit Fehl- und Totgeburten ist bis heute nicht einmal rechtlich zufriedenstellend geregelt und Verständnis für eine angemessene Zeit der Trauer über den Verlust eines solchen Kindes ist bei vielen Zeitgenossen kaum vorhanden.
Die Jünger damals taten das Übliche: Sie wiesen die Leute mit ihren Kindern schroff ab. Aber Jesus durchbricht die Schranke der Ablehnung. Er tut etwas völlig

Mein lieber Junge!

Was kann ich anderes tun, als dich um Verzeihung zu bitten?
Du hast eine schwere Aufgabe übernommen. Du kamst mit einer schweren Krankheit zu uns und ich glaubte aufgrund meiner Fehler und Schwächen dir kein würdiges Leben bereiten zu können. Trotzdem bin ich sicher, dass du das Leben geliebt hättest. Du hattest ein Recht auf dieses Leben und ich habe dir dieses Recht verweigert. Darin besteht meine Schuld.

Du warst 21 Wochen lang bei mir, und du warst ein richtiger Mensch. Ich habe mit dir gesprochen, ich habe dich geboren wie meine anderen Kinder und ich habe dich zu Grabe getragen. Auch fünf Jahre danach muss ich weinen, wenn ich von dir spreche.

Diese beiden werden mein Leben lang bei mir sein: die Trauer um dich und das Wissen um die Schuld. Es ist wichtig, dass sie da sind.

Mein liebes Kind, ich hoffe, dass du einen anderen Weg findest, dein Schicksal zu erleben. Ich liebe dich und ich habe große Achtung vor dir.

Ungewöhnliches für einen Rabbi seiner Zeit. Er holt die Kinder zu sich, – ja er stellt sie sogar in die Mitte. Jesus möchte damit einen Akzent setzen, einen Akzent, der uns seine Botschaft besser verstehen lässt. Er sagt: „Menschen wie diesen Kindern gehört das Reich Gottes.“ Menschen, die so sind wie die Kinder, öffnen uns den Blick, worauf es im Reich Gottes, worauf es im Leben ankommt. Die Kinder und besonders die kleinen, armen und schwachen Kinder haben nichts vorzuweisen; sie zeichnen sich aus nicht durch ihr Haben, sondern durch ihr Sein – einfach durch ihr Dasein. Das Dasein – und nicht Erfolg, Leistung oder vermeintliches öffentliches Ansehen – ist es, was unser Leben so wertvoll und kostbar macht. Wer dafür den Blick verliert, geht in die Irre; und auch eine Gesellschaft, die den Wert des Daseins nicht mehr hochhalten würde, ginge auf einem gefährlichen Irrweg.
Jesus hat damals die Kleinen, die Armen und die Kinder in die Mitte geholt, um auf diesen Wert des Daseins aufmerksam zu machen. Ich denke, dass die fehl- und totgeborenen Kinder in besonderer Weise zu diesem Kreis gehören. Diese Kinder, Ihre Kinder, konnten in ihrem Leben noch nichts erreichen; sie haben größtenteils nicht einmal das Datum der Geburt, das Licht der Welt erreichen können. Sie haben buchstäblich nichts vorzuweisen – nicht einmal die Erfahrung

erster Kindertage. Aber sie waren da: Sie haben nichts anderes als ihr pures Dasein. Diese Tatsache des Daseins, das ist es, was ihnen niemand jemals nehmen kann und auch nicht nehmen darf. Dieses pure Dasein ist das große Geschenk, das sie sind und das sie uns und vor allem ihnen, den Eltern, gemacht haben und noch immer machen. Hätten wir doch nur einen Blick für dieses Geschenk, einen Blick, der uns die Augen für das Reich Gottes, für die lebendige Macht Gottes öffnen könnte. Jedes dieser fehl- und totgeborenen Kinder ist ein Geschenk und eine Botschaft an uns. Wenn wir das verstehen, wenn wir spüren wie wertvoll so ein menschliches Leben allein durch sein pures Dasein ist, dann haben wir wirklich „alles" verstanden: den Sinn unseres Lebens und den Sinn der Welt.

In der Heiligen Schrift heißt es, dass die Liebe ewig ist: Alles vergeht – auch das Dasein, aber die Liebe bleibt. Aber worauf sollte sich diese Liebe anders beziehen als auf das Dasein, als auf all diejenigen, die irgendwann in der Weltgeschichte einmal da waren. Alles vergeht, aber die Liebe bleibt. Dies gilt in besonderem Maß auch für die Liebe, die Sie als Eltern über den Tod hinaus für Ihre Kinder empfinden. So möchte ich Ihnen aus diesem Glauben heraus ein tröstendes, ein hoffnungsvolles Wort im Gedenken an Ihre Kinder zukommen lassen. Ich bleibe im Bild unseres Evangeliums: Jesus durchbricht die Schranke der zerstörten Hoffnung, der Sprachlosigkeit, der Gleichgültigkeit und der Ablehnung. Er gibt Ihren Kindern einen bleibenden Ort aufgrund ihres puren Daseins. So wie Sie als Eltern Ihre Kinder geliebt haben, werden sie vom Herrn allen Lebens geliebt. Jesus nimmt Ihre Kinder jetzt und in Ewigkeit in seine Arme: er lässt sie nicht fallen, er umarmt sie und segnet sie.

Thema 2: Den Weg gemeinsam gehen

Begrüßung

Wir feiern heute einen Gedenkgottesdienst für unsere früh verstorbenen Kinder. Wir sind dazu ermutigt worden durch die zahlreichen positiven Reaktionen auf unsere letzten Gottesdienste.
Ich freue mich, dass so viele gekommen sind – dass auch viele Kinder dabei sind – und begrüße euch und Sie alle ganz herzlich.
Wir haben diesmal besonders die Geschwisterkinder miteingeladen, um sie in das Gedenken an unsere toten Babys miteinzubeziehen, um auch ihrer eigenen Trauer über den Verlust des Bruders oder der Schwester Raum zu geben und sie erfahren zu lassen, dass auch diese Kinder ihren Platz haben in der Familie und bei Gott.

Kinder, die geboren wurden, um zu sterben.
Kinder, die tot geboren wurden.
Kinder, die nur wenige Wochen im Mutterleib leben konnten.

Man kann sich kaum etwas Widersprüchlicheres vorstellen. Die Geburt eines Kindes ist eigentlich – ein Symbol der Hoffnung. Ist immer wieder eine Bestätigung des Versprechens, dass das Leben Zukunft hat und sich immer wieder erneuert.
Was aber geschieht mit uns, wenn sich für uns dieses Versprechen nicht erfüllt-wenn wir unsere Kinder wieder loslassen müssen, bevor wir sie richtig kennen lernen durften?
Was kann uns helfen, diesen leidvollen Weg zu gehen?
Unser Gottesdienst steht unter dem Leitgedanken „den Weg gemeinsam gehen". Denn das, was immer wieder erfahrbar wird – vor allem auch in den Trauergruppen: das, was tröstet, was uns weiterhilft, ist das Erleben von Gemeinschaft. Durch die Erfahrung, dass wir nicht alleine sind mit unseren Gefühlen um den Verlust unserer Kinder, werden wir ein Stück aus unserer Einsamkeit erlöst. Wir fühlen uns nicht mehr so ausgeschlossen, nicht so anders als andere.
Ich wünsche uns allen, dass auch heute und hier wieder etwas davon spürbar wird.

Evangelium
(Johannes 14,1–6)

Euer Herz lasse sich nicht verwirren. Glaubt an Gott, und glaubt an mich! Im Haus meines Vaters gibt es viele Wohnungen. Wenn es nicht so wäre, hätte ich euch dann gesagt: Ich gehe, um einen Platz für euch vorzubereiten? Wenn ich gegangen bin und einen Platz für euch vorbereitet habe, komme ich wieder und werde euch zu mir holen, damit auch ihr dort seid, wo ich bin. Und wohin ich gehe – den Weg dorthin kennt ihr. Thomas sagte zu ihm: Herr, wir wissen nicht, wohin du gehst. Wie sollen wir dann den Weg kennen? Jesus sagte zu ihm: Ich bin der Weg und die Wahrheit und das Leben; niemand kommt zum Vater außer durch mich.

Ansprache
(Von Peter Blätter, Aachen)

Liebe Eltern, Großeltern, Geschwister, Verwandte und Freunde der verstorbenen Kinder!

Ich muss gestehen, dass es mir nicht leicht fällt heute hier angesichts Ihrer Trauer zu sprechen. Wenn ich so in den Kirchenraum hineinschaue, dabei in Ihre Gesichter blicke und mir die vielen bitteren Erfahrungen und Enttäuschungen vor Augen führe, die Sie beim Verlust Ihrer Kinder gemacht haben, dann möchte ich lieber schweigen als sprechen.
Ich wage dennoch zu sprechen und ich wage sogar mit einem ungeheuerlichen Wort, mit einem für Sie vielleicht sogar provozierenden Wort zu beginnen. Ich möchte den ersten Satz des gerade gehörten Evangeliums an den Anfang stellen. Jesus sagt dort: „Euer Herz lasse sich nicht verwirren. Glaubt an Gott und glaubt an mich! Im Haus meines Vaters gibt es viele Wohnungen." – Mit diesem Satz

will Jesus seinen Jüngerinnen und Jüngern damals eine Perspektive geben und Hoffnung machen. Solch ein Satz ist leicht gesagt, aber leicht gesagt hilft er niemandem, zumal niemandem, der in Trauer um sein Kind ist. Leicht gesagt ist dieser Satz Jesu unter Umständen sogar ein Ärgernis.

Ich möchte Sie hier nicht ärgern mit diesem Satz des Evangeliums, sondern ich möchte von diesem Satz her zunächst auf eine Erfahrung zu sprechen kommen, die ich in der vorigen Woche bei meinem Besuch in der Trauergruppe von vielen Eltern gehört habe. Wir haben darüber gesprochen, wie unendlich schwer leicht daher gesagte Sätze für trauernde Mütter und Väter zu ertragen sind. Gerade Eltern von früh verstorbenen Kindern und Eltern von fehl- oder totgeborenen Kindern machen schlimme Erfahrungen mit solchen Sätzen: Oft genug werden sie mit leicht gesagten Sätzen getröstet und fühlen sich damit wie abgespeist. In der Trauergruppe konnten wir einige dieser leicht gesagten Sätze zusammentragen. Sätze, die ja nicht böse gemeint sind, aber die böse ankommen und weh tun. Es gibt Situationen, in denen ist es besser zu schweigen als zu reden; es gibt Augenblicke, da sagt das Schweigen und das stille Beieinandersein mehr als jedes Wort sagen könnte.

Und doch bleibt im bloßen Schweigen eine bange Frage – auch das ist eine Erfahrung aus der Trauergruppe. Diese bange Frage meldet sich angesichts der dunklen Seite des Schweigens, wenn im Schweigen die Trauer der betroffenen Eltern totgeschwiegen wird und sie selbst im alltäglichen Leben zum Schweigen verurteilt sind. Tod und Trauer sind in unserer Gesellschaft ein Tabuthema: darüber spricht man nicht gerne. Und wenn es um ein fehlgeborenes oder totgeborenes oder früh verstorbenes Kind geht, dann möchten viele im Bekanntenkreis erst recht lieber schweigen. Diese dunkle Seite des Schweigens ist ebenso unerträglich wie ein leichtfertiges Wort des Trostes. Denn es darf nicht verschwiegen werden, dass diese Kinder da waren, dass sie gelebt haben, dass Menschen große Hoffnung mit ihnen verbunden haben, dass sie erwartet und geliebt wurden. All dies darf in unserer Gesellschaft nicht totgeschwiegen werden. Das Schicksal Ihrer Kinder totzuschweigen hieße so zu tun, als hätte es Ihre Kinder nie gegeben. Dann aber würde auch die Hoffnung verschwiegen, die wir als Christinnen und Christen über den Tod hinaus für die verstorbenen Kinder haben.

In der Trauergruppe ist mir noch einmal sehr deutlich geworden, dass eine Mutter, ein Vater das Leben eines zu früh verstorbenen Kindes nicht totschweigen kann. Eine junge Mutter sagte: „Auch wenn ich einmal 90 Jahre alt sein würde, mein Kind könnte ich nie vergessen." Im Trauerprozess kommt es nicht darauf an, über den Tod des Kindes hinwegzukommen im Sinne des Vergessens: Verdrängen und Vergessen hilft nicht und würde auch nicht funktionieren. Nach der Erfahrung des Verlustes ist das Leben der meisten Eltern eben nicht mehr wie vorher: Von jetzt an gehört dieses verstorbene Kind dazu. Ein wirklicher Trauerprozess gibt dem

Mein liebes, nur so kurze Zeit gekanntes Kind!

Es ist jetzt über neun Jahre her, dass ich deinen leblosen Körper aus dem Bett holte und die Welt für mich, für uns, fast zusammenbrach. Gut, dass es damals schon deinen Bruder gab, der uns mit seinen zwei Jahren über manche Hilflosigkeit und manches schwarze Loch, in das wir zu fallen drohten, hinweghalf.
Inzwischen ist viel Zeit vergangen und es hat sich viel geändert. Auch der Schmerz und die Trauer um deinen frühen Tod sind anders geworden. Nicht mehr immer gegenwärtig im Alltag, aber für immer in unseren Herzen, genau wie die Erinnerung an das Leben mit dir. Eine Erinnerung, die sogar deine jüngeren Geschwister mit uns teilen, obwohl sie dich gar nicht kennen gelernt haben. Aber da wir an deinen Geburtstag genauso denken wie an den der anderen Kinder, nur ohne Luftballons und Geschenke, wachsen sie mit dir auf, und wir haben immer wieder einen Grund, von dir zu erzählen. Auch wenn uns 3 $^1/_2$ Monate später die Erinnerung an deinen Todestag genauso einholt. So lebst du in unseren Herzen weiter und gehörst einfach zur Familie dazu.

verstorbenen Kind ein „Bleiberecht", ein „ewiges Bleiberecht" im Herzen und im Gedenken der Eltern. Nur so geht Versöhnung, nur so wächst neue Hoffnung, nur so lässt sich der Schmerz mit der Zeit verwandeln.

Von diesem „ewigen Bleiberecht" spricht Jesus in unserem Evangelium. Ich erinnere noch einmal in aller Behutsamkeit an den Satz, mit dem ich begonnen habe: „Euer Herz lasse sich nicht verwirren. Glaubt an Gott und glaubt an mich! Im Haus meines Vaters gibt es viele Wohnungen." Jesus spricht diesen Satz im übrigen nicht als einer, der in billiger Weise trösten möchte, sondern er spricht ihn als Betroffener: er ist selbst betroffen. Er ist auf dem Weg nach Jerusalem, auf dem Weg dorthin, wo die Mächtigen der damaligen Zeit ihn zum Schweigen bringen werden. Sie wollen Jesus töten, damit seine Botschaft, damit seine Geschichte für immer zum Schweigen gebracht wird. Jesus spricht also aus der gleichen Erfahrung heraus, die Sie als Eltern Ihrer verstorbenen Kinder auch kennen. Aber in der Stunde der eigenen Ohnmacht, bevor sie ihn töten und zum Schweigen bringen können, behauptet er für sich und für alle Menschen ein „ewiges Bleiberecht": „Euer Herz lasse sich nicht verwirren. Glaubt an Gott und glaubt an mich! Im Haus meines Vaters gibt es viele Wohnungen." Mit anderen Worten: Keine Macht der Welt wird einem Menschen seinen Platz bei Gott jemals streitig machen können. Jeder Mensch, auch wenn er noch so kurz gelebt hat, hat „eine Wohnung" bei Gott, ein ewiges Bleiberecht in seiner unendlichen Liebe.

Ich glaube, dieses Bleiberecht gilt ganz besonders für Ihre zu früh verstorbenen Kinder. Sie haben sie mit Sehnsucht erwartet, Sie hatten ihnen schon einen Platz in Ihrem Leben reserviert und ganz kurz haben sie diesen Platz ja auch eingenommen. Welche Macht der Welt könnte ihnen diesen Platz wieder streitig machen. Die Kinder haben auch nach ihrem Tod einen Platz in Ihrem Leben und das ist gut so. Als Eltern werden Sie Ihren Lebensweg nicht mehr ohne diese Kinder gehen können und auch das ist gut so. Darum finde ich es gut, wie Sie sich als betroffene Eltern gegenseitig stärken: im Schweigen wie im Sprechen. Wo Sie in der Trauergruppe, in der Familie oder auch im Freundeskreis gemeinsam auf dem Weg sind, wo das Gespräch nicht abreißt, da müssen Sie den Verlust ihres Kindes nicht beiseite schieben und verdrängen, sondern können diesem furchtbaren Verlust vielleicht sogar noch etwas abringen. Weil die verstorbenen Kinder immer deutlicher und immer positiver und versöhnter dieses Bleiberecht in Ihrem Leben bekommen, können Sie in der Trauergruppe, können wir hier im Gottesdienst auf einem gemeinsamen Weg, im gemeinsamen Suchen, im gemeinsamen Gehen des Trauerweges langsam verstehen, welche Hoffnung darin liegt, dass Ihre Kinder auch ein ewiges Bleiberecht im Herzen Gottes haben.

Thema 3: Frühling nach schwerem Winter

Begrüßung

Liebe Freunde, liebe Gemeinde!

Wir kommen heute wieder hier in dieser Kirche zusammen, um in der tröstlichen Gemeinschaft der trauernden Eltern unserer früh verstorbenen Kinder zu gedenken und sie der Liebe Gottes anzuvertrauen. Ich begrüße euch und Sie alle ganz herzlich und freue mich, dass so viele gekommen sind!

Dass unser diesjähriger Gottesdienst gerade heute, am Frühlingsanfang stattfindet, war zunächst Zufall. Doch dann haben wir in unserer Vorbereitungsgruppe den Gedanken Frühling und Neubeginn aufgegriffen und zum Thema des heutigen Abends gemacht.

Die Hoffnung auf einen Neubeginn, auf neuen Lebensmut und Lebensfreude ist für trauernde Menschen ein zentrales Thema.
Wir alle, die wir ein Kind verloren haben, warten darauf, dass der harte Winter der Trauer beginnt, sich der Hoffnung zu öffnen.
Nach dem Tod unseres Kindes ist für uns nichts mehr so, wie es vorher war. Die Trauer legt sich wie eine schwere Last auf unsere Seele und erstickt alles Lebendige in uns. In dieser Zeit können wir kaum daran glauben, dass Gefühle der Wärme und Helle wieder in uns erblühen können.

Wir brauchen diese Zeit des Trauerns, in der man in die Tiefe abtauchen muss und es als Geschenk erlebt, wenn man wieder zum Leben kommt. Das Durchleben der Trauer hilft uns, wieder heil zu werden. Ganz allmählich lassen wir uns wieder auf Hoffnung ein.
Wie gut uns das gelingt, hängt von vielerlei Faktoren ab – z.B. davon, wie wir Abschied nehmen konnten von unserem Kind, wie viel Verständnis und Unterstützung uns durch unsere Mitmenschen zuteil wurde und welche Lebenserfahrungen uns geprägt haben.

So individuell der Trauerprozess auch verlaufen mag: wer Trauernde begleitet, macht die Erfahrung, dass eine Quelle der Stärke und der Erneuerung im Inneren eines jeden Menschen liegt – so, wie in jedem Winter die Verheißung eines neuen Frühlings verborgen ist.

Evangelium

(Lukas 7,11–17)

Einige Zeit später ging er in eine Stadt namens Nain; seine Jünger und eine große Menschenmenge folgten ihm. Als er in die Nähe des Stadttors kam, trug man gerade einen Toten heraus. Es war der einzige Sohn seiner Mutter, einer Witwe. Und viele Leute aus der Stadt begleiteten sie. Als der Herr die Frau sah, hatte er Mitleid mit ihr und sagte zu ihr: Weine nicht! Dann ging er zu der Bahre hin und fasste sie an. Die Träger blieben stehen, und er sagte: Ich sage dir, junger Mann: Steh auf! Da richtete sich der Tote auf und begann zu sprechen, und Jesus gab ihn seiner Mutter zurück. Alle wurden von Furcht ergriffen; sie priesen Gott und sagten: Ein großer Prophet ist unter uns aufgetreten: Gott hat sich seines Volkes angenommen. Und die Kunde davon verbreitete sich überall in Judäa und im ganzen Gebiet ringsum.

Ansprache

(Von Peter Blätter, Aachen)

Liebe Eltern, Großeltern, Verwandte und Freunde der früh verstorbenen Kinder!

Die Vorbereitungsgruppe hat diesen Gedenkgottesdienst unter das Thema gestellt: „Frühling – nach schwerem Winter." Der Frühling ist die Zeit, in der das Leben um uns herum neu erwacht. Um das neu erwachende Leben soll es in unserem Gottesdienst gehen. Das Leben erwacht im Frühling erst zaghaft und langsam; es ist noch gefährdet. Der schwere Winter unsagbarer Trauer ist noch nicht vergessen, immer noch muss mit frostigen Tagen oder Nächten gerechnet werden.

Zu Beginn des Gottesdienstes haben wir einen Text gehört, in dem das Empfinden vieler trauernder Mütter und Väter zum Ausdruck gebracht wurde: „Geht behutsam mit uns um, denn wir sind schutzlos. Die Wunde in uns ist noch offen." Diese Behutsamkeit wollen wir bei der Suche nach einer Perspektive neuen Lebens nicht vergessen.

Mütter und Väter, die in der Schwangerschaft ein Kind verloren haben, machen häufig die Erfahrung, dass Menschen in ihrer Umgebung, Menschen, die ihnen nahe stehen, zwar zunächst erschüttert und voll Mitgefühl sind, aber dann – wenn der schwere Winter der Trauer vorüber ist – möchte man die noch offene Wunde allzu schnell schließen und über vorhandene Narben lieber nicht mehr sprechen.

Als ich zuletzt in der Trauergruppe war, ging es im Gespräch auch darum, welche Rolle die Narbe des Verlustes in der Beziehung zu Freunden und Bekannten spielen kann. Mir ist noch einmal sehr deutlich geworden, wie sehr jede Phase eines Trauerprozesses seine Zeit braucht. Auch der Frühling braucht seine Zeit. Nach dem schweren Winter, kann man nicht so tun, als wäre nie etwas geschehen. Der Tod des eigenen Kindes ist nicht ungeschehen zu machen.

In der Vorbereitungsgruppe zu diesem Gottesdienst sind wir auf ein Gedicht von *Ricarda Huch* gestoßen, dessen letzte Strophe mich nicht mehr in Ruhe lässt. Dort heißt es:

> Der Frühling kommt wieder
> mit Wärme und Helle,
> die Welt wird ein Blütenmeer.
> Aber in meinem Herzen ist eine Stelle,
> da blüht nichts mehr.

Ricarda Huch bringt zum Ausdruck, dass der Schmerz beim Tod eines Kindes eine Narbe hinterlässt. Eine Narbe, die im Frühling und auch nachher noch schmerzt. Die Narbe bleibt, aber – so habe ich mich gefragt – was ist mit der Hoffnung? Gibt es an der Stelle, wo nichts mehr blüht, auch keine Hoffnung mehr? – Ich möchte diese Frage offen lassen; es ist ja auch eine wirklich offene Frage, auf die jede und jeder von uns nur selbst eine Antwort finden kann.

Diese Frage wird auch nicht von dem Evangelientext beantwortet, den ich eben gelesen habe.
Die Erzählung von der Totenerweckung wirkt auf den ersten Blick etwas fremd, wenig real oder vielleicht sogar ärgerlich. Denn der Tod ist ja eben nicht rückgängig zu machen und die Narbe, die er hinterlässt, bleibt bestehen. Wer die Geschichte Jesu kennt, der weiß, dass Gott seinen Tod ja gerade nicht weggewischt oder ungeschehen gemacht hat; er hat den Tod, den Tod seines eigenen Sohnes angenommen. In unserem Evangelium steht darum nach meiner Ansicht nicht die Frage der Totenerweckung im Vordergrund, sondern die Mutter, die ihren Sohn, die ihr Kind verloren hat und die in ihrem Schmerz untröstlich ist.

Gedanken zum Tod von Juri

Ich sehe optimistisch in die Zukunft. Ich kann vollkommen fröhlich sein. Ich habe meinen Glauben an Christus nicht verloren. Ich bin mit meinem Leben zufrieden. Und doch werde ich es nie begreifen, warum es Leute gibt, die nur geboren werden, um wieder zu sterben. So ein Mensch war unser Sohn Juri.
Er musste schon bei seiner plötzlichen Kaiserschnitt-Geburt davor bewahrt werden, diese Welt nicht sofort wieder zu verlassen. Dreieinhalb Wochen kämpfte das Ärzteteam um sein Leben – mit technischen Möglichkeiten, über die ich nur noch staunen konnte und die mich gleichzeitig erschreckten. Nach einer kurzen Phase der Hoffnung war dann klar, dass Juri es nicht schaffen und der Tod für ihn eine Erlösung sein würde. So verabschiedeten wir uns lange von unserem Jungen.

Hat Juri auch schöne Momente erlebt? Wir werden es nie wirklich wissen. Aber es war erstaunlich, mit welcher Gelassenheit und Ausstrahlung uns unser Säugling anblickte, als klar war, dass er nur noch einige Tage leben würde.

Die Menschen ihrer Umgebung, ihrer Stadt begleiten die trauernde Frau auf ihrem Trauerzug. Der Weg des Trauerzuges führt vor die Stadt, nach draußen, ins Abseits, dahin, wo die Frau alleine ist mit ihrem Schmerz und ihrem Verlust. Dieser Trauerzug, der ins Leere führt, dahin, wo nichts mehr wachsen und blühen kann, dieser Trauerzug wird unterbrochen durch die Leben-schaffende Begegnung mit Jesus.

Ich vermute, dass viele trauernde Mütter und Väter hier in der Trauergruppe oder im Freundes- oder Familienkreis, die Erfahrung gemacht haben, wie notwendig und kostbar solch Leben-schaffende Begegnungen auf einem Trauerweg sind.
Ich möchte den Müttern und Vätern, die heute hier um ein Kind trauern, wünschen, dass sie solche Begegnungen erfahren. Und ich möchte uns allen, die wir nicht so unmittelbar betroffen sind, wünschen, dass wir achtsam und sensibel genug sind, solche Begegnungsräume zu schaffen.

Trauerwege dürfen nicht unterdrückt oder abgebrochen werden, aber sie brauchen auch so etwas wie eine heilvolle Unterbrechung durch ermutigende, Leben-schaffende Begegnungen. Das Evangelium erzählt von solch einer heilvollen Unterbrechung des Trauerzuges. Es berichtet von der Begegnung zwischen Jesus und der trauernden Mutter. In dieser Begegnung geschieht etwas Wunderbares und Tiefes zugleich: „Jesus gab der Mutter ihr Kind zurück."

Ich denke, dass Ihnen – liebe Eltern –, die Sie heute hier um Ihre Kinder trauern, die schmerzende Narbe des Verlustes bleibt. Aber vielleicht kann heute oder morgen doch auch etwas Wunderbares und Tiefes geschehen. Ich möchte mit Ihnen hoffen, dass Ihnen auf Ihrem Trauerweg die Liebe zu Ihrem Kind neu geschenkt wird, dass Ihnen in einem tieferen Verständnis Ihr Kind zurückgegeben wird und dass Sie aus dieser Liebe und Verbundenheit zu Ihrem verstorbenen Kind selbst neue Kraft zum Leben finden.

Ich möchte noch einmal auf das Gedicht von Ricarda Huch zurückkommen. Sie hat Recht, die Realität unserer Welt spricht dafür, dass es eine Stelle in unserem Herzen geben mag, wo auch im Frühling nichts mehr blüht. Und doch darf ich vorsichtig im Glauben an den lebendigen Gott darauf hoffen, dass es selbst an dieser Stelle – mitten in der Narbe meines Herzens – ein Samenkorn gibt, ein Samenkorn von Gott her, ein Samenkorn, das sich öffnen wird, in der Begegnung mit seiner schöpferischen Liebe.
In diesem Sinne wollen wir jetzt miteinander Samenkörner der Hoffnung pflanzen.

Thema 4: Hadern und Hoffen

Begrüßung

Liebe Eltern, liebe Gemeinde!

Ich begrüße euch und Sie ganz herzlich zu unserem Gedenkgottesdienst für fehlgeborene, totgeborene und früh verstorbene Kinder.
Zum ersten Mal feiern wir diesen Gottesdienst nicht nur im Kreis der Trauernden und ihrer Angehörigen, sondern zusammen mit einer Pfarrgemeinde. Für uns ist das eine neue Erfahrung – und sicher auch für Sie, den Mitgliedern der Pfarrei; wir freuen uns, dass Sie heute Abend gekommen sind und sich mit dem Thema des frühen Kindstodes konfrontieren lassen. Dass Sie sich vielleicht auch berühren lassen von der Trauer früh verwaister Eltern und deren Mut, sich dieser Trauer und allen damit verbundenen Gefühlen zu stellen und sich mitzuteilen: zum Beispiel in den Briefen an ihre toten Kinder, die wie ein roter Faden diesen Gottesdienst durchziehen werden.

„Wo ist Gott, wenn ein Kind stirbt?“
Viele von uns haben sich diese Frage gestellt. Wer mag es Eltern verdenken, dass sie an Gott zweifeln oder auch verzweifeln, der es zulässt, dass Kinder sterben, deren Leben kaum begonnen hatte.
Was hat es auf sich mit der Allmacht eines Gottes, der scheinbar nicht eingreift, wenn unsere Kinder leiden – trotz aller Bitten und Gebete?

Wo finde ich die Gerechtigkeit Gottes, wenn ich erfahren muss, dass mir versagt bleibt, was anderen wie selbstverständlich zufällt?

Wir wollen heute Abend den Mut und das Vertrauen haben, diese Fragen hier in der Kirche zu stellen, unsere Klagen, unsere Wut und Verzweiflung vor Gott zu bringen – ihm zuzumuten, dass wir mit ihm hadern.

Vielleicht ist es letztendlich nicht so wichtig, eine Antwort auf unsere Fragen zu bekommen, vielleicht wird ein Stück Heilung allein dadurch möglich, dass wir uns öffnen und diese Fragen stellen.
Vielleicht liegt schon ein Teil des Trostes darin, dass wir einander zuhören, dass wir gehört werden und uns mit unserer Trauer, unserem Hader, unserer Hoffnung angenommen und getragen fühlen.

Lesung
Aus dem Buch Hiob (Hiob 6,2–3. 4a. 8. 11. 13. 14; Hiob 17,1a. 11–13. 15a. 16)

Wenn jemand meinen Kummer wiegen wollte und mein Leiden auf die Waage legte – sie wären schwerer als der Sand im Meer. Was Wunder, wenn ich wirre Reden führe!
Die Pfeile Gottes haben mich getroffen und meinen Geist mit Gift verstört.
Die Schrecken Gottes haben mich umzingelt.

Warum gibt Gott mir nicht, was ich erbitte?
Und warum tut er nicht, worauf ich warte?
Woher nehme ich die Kraft noch auszuhalten?
Wie kann ich leben ohne jede Hoffnung?
Ich selber weiß mir keine Hilfe mehr, ich sehe niemand, der mich retten könnte.

Das Atmen fällt mir schwer, der Docht meines Lebens verglimmt.
Vorbei sind meine Tage; meine Pläne, die Wünsche meines Herzens sind zunichte.
Die Freunde sagen mir, die Nacht sei Tag;
das Licht sei mir ganz nah, behaupten sie, obwohl die Finsternis mich überfällt.

Die Totenwelt allein bleibt mir als Hoffnung, im Dunkel dort muss ich mich niederlegen.
Soll für mich noch eine Hoffnung sein?
Die Hoffnung steigt mit mir hinunter zu den Toten, und wird dort mit mir in den Staub gelegt.

Evangelium

Der Weg nach Emmaus (Lk 24,13–35)

Am gleichen Tag waren zwei von den Jüngern auf dem Weg in ein Dorf namens Emmaus. Sie sprachen miteinander über all das, was sich ereignet hatte.
Während sie redeten und ihre Gedanken austauschten, kam Jesus hinzu und ging mit ihnen.
Doch sie waren wie mit Blindheit geschlagen, so dass sie ihn nicht erkannten.
Er fragte sie: Was sind das für Dinge, über die ihr auf eurem Weg miteinander redet?
Da blieben sie traurig stehen, und der eine von ihnen – er hieß Kleopas – antwortete ihm:
Bist du so fremd in Jerusalem, dass du als Einziger nicht weißt, was in diesen Tagen dort geschehen ist? Er fragte sie: Was denn? Sie antworteten ihm: Das mit Jesus aus Nazaret. Er war ein Prophet, mächtig in Wort und Tat. Doch unsere Hohenpriester und Führer haben ihn zum Tod verurteilen und ans Kreuz schlagen lassen.
Wir aber hatten gehofft, dass er der sei, der Israel erlösen werde.
Da sagte er zu ihnen: Begreift ihr denn nicht?
Und er legte ihnen dar, was in der gesamten Schrift über ihn geschrieben steht.
So erreichten sie das Dorf, zu dem sie unterwegs waren. Jesus tat, als wolle er weitergehen, aber sie drängten ihn und sagten: Bleib doch bei uns; denn es wird bald Abend.
Da ging er mit hinein, um bei ihnen zu bleiben. Und als er mit ihnen bei Tisch war, nahm er das Brot, sprach den Lobpreis, brach das Brot und gab es ihnen.
Da gingen ihnen die Augen auf, und sie erkannten ihn; dann sahen sie ihn nicht mehr. Und sie sagten zueinander: Brannte uns nicht das Herz in der Brust, als er unterwegs mit uns redete und uns den Sinn der Schrift erschloss?
Noch in derselben Stunde brachen sie auf und kehrten nach Jerusalem zurück, und sie fanden die Elf und die anderen Jünger versammelt. Diese sagten: Der Herr ist wirklich auferstanden und ist dem Simon erschienen. Da erzählten auch sie. was sie unterwegs erlebt und wie sie ihn erkannt hatten, als er das Brot brach.

Ansprache

(Von Peter Blätter, Aachen)

In der Vorbereitungsgruppe haben wir uns das Thema „Hadern und Hoffen“ für diesen Gedenkgottesdienst überlegt. Zwischen Hadern und Hoffen befinden sich viele Mütter und Väter, die jetzt hier sind und ihrer verstorbenen Kinder gedenken wollen.

„Hadern und Hoffen“ – dazu ist mir die Emmausgeschichte eingefallen; sie erzählt von den Jüngern Jesu, die damals nach der Kreuzigung enttäuscht auseinanderlie-

Lieber Tim,

es ist nun schon ein dreiviertel Jahr her, dass du von uns gegangen bist. Wir vermissen dich sehr! Ich wollte immer eine Tochter, ich bekam einen Sohn, für nur kurze Zeit – jetzt will ich einen Sohn und eine Tochter!
Die Schwangerschaft mit dir war schwer, wie lange waren du und deine Mutter von mir Tag und Nacht getrennt? Wie froh war ich, als ihr endlich aus dem Krankenhaus nach Hause kamt! Die wenigen Wochen, in denen es deiner Mutter gut ging, habe ich in schöner Erinnerung.
Besonders gerne denke ich an das sonnige Wochenende zurück, an dem wir dein Zimmer sonnengelb gestrichen und mit einer bunten Bordüre aus lauter Tieren verziert haben. Du hast vor Freude Purzelbäume im Bauch deiner Mutter geschlagen! Wir waren mit dir auch im Kino, aber das hat dir nicht so gut gefallen …
Ich erinnere mich gut an den Tag, an dem ich deine Mutter ins Krankenhaus zurückbringen musste – Blasensprung! Wir haben uns schnell mit dem Gedanken angefreundet, nun zwei Monate eher Eltern zu werden, ein „Frühchen“ zur Welt zu bringen.
Bei deiner Geburt haben wir dich schreien gehört, ähnlich einem kurzen „Hallo!“, die Hebamme zeigte dich uns kurz, schon warst du verschwunden. Als uns kurze Zeit darauf der Anästhesist erzählte, es gäbe Probleme bei deiner Beatmung, betete ich, dass alles gut werden würde. Dann verließ auch der Chefarzt den OP und kurze Zeit später wurde ich herausgeholt. „Wir müssen Ihnen die traurige Mitteilung machen, dass ihr Sohn verstorben ist – wir können uns nicht erklären woran, wir wissen zur Zeit nicht wieso …“
Mein ganzes Leben werde ich nicht vergessen, wie ich diese schreckliche Nachricht deiner Mutter überbringen musste. Ein tiefer Blick in ihre Augen, ein leichtes Schütteln meines Kopfes … Ich erinnere mich noch an die panischen, weit aufgerissenen Augen deiner Mutter – ich brachte kein Wort heraus und es war auch nicht nötig.
Wir haben uns lange von dir verabschiedet. Du lagst eingebettet in ein Moses-Körbchen … Ebenso wie dieses Bild wird mir immer das letzte Mal, dass wir dich sahen, in Erinnerung bleiben. Du lagst gekleidet in ein weißes Westchen mit einer Babymütze friedlich im weißen Kindersarg. All diese Bilder ruhen auf ewig tief in mir!
Du fragst dich vielleicht, wie das Leben so ist. Darauf gibt es keine richtige Antwort. Unser Leben ist nach außen so, wie unser Leben zuvor, doch im Innern ist alles anders. Wir kommen oft an dein Grab, denn es ist alles, was wir haben.
Wir denken oft und gerne an dich, reden über dich und wünschen

uns Geschwister für dich, denn wir sind uns sicher, dass auch du das gewollt hättest. Deine Mutter hat ein Bild für dich gemacht, es hängt im Kinderzimmer, das immer auch dein Zimmer sein wird.
Seit einiger Zeit lachen wir wieder und freuen uns an Dingen, die wir dir gerne gezeigt hätten. Gemeinsam mit dir Dinge zu erkunden, zu erfahren, dich wachsen und lernen zu sehen, all das vermissen wir sehr!
Ich vergleiche das Leben mit einer Eisenbahn. Im gleichen Tempo rast das Leben auf den Schienen dahin. 60 Sekunden in der Minute, 60 Minuten in der Stunde, 24 Stunden pro Tag ... Das Schicksal sind die Weichen. Als „Zug“ kannst du die Weichen nicht stellen, so sehr ich mich auch bemühe mich hinauszulehnen. Die Weichen des Schicksals schicken einen bergauf, bergab - ins Glück, ins Leid, ins Leben oder in den Tod. Es ist oft schwer zu verstehen, manchmal schwer zu ertragen oder zu akzeptieren, doch der Lebenszug fährt ohne Halt – 60 Sekunden in der Minute, 60 Minuten in der Stunde, 24 Stunden pro Tag – bis das eigene Leben erlischt. Erst dann wird es möglich sein, dass wir alle wieder vereint werden.
Jemand hat einmal gesagt, gäbe es eine Antwort auf die Frage „warum?“ – warum mein Kind, warum du – die Gefahr wäre groß, man würde die Antwort nicht verstehen. Der Tod eines Kindes ist grausam und sinnlos. Ich hoffe, dass ich eines Tages in der Lage sein werde deinem Tod einen eigenen Sinn zu geben. Wichtig ist jedoch, dass du in unserer Erinnerung und unserem Herzen weiterlebst. So bist du für uns nicht tot, sondern nur entschlafen – auf kurze Zeit!
Ich drücke dich ganz fest, 1.000 Küsse

Dein Vater Dirk

fen. Ihre Hoffnung war ihnen durch den Tod Jesu genommen. Enttäuschung und Hader mit ihrem Schicksal kennzeichnete ihre Situation. Die Emmausgeschichte erzählt von ihrer Enttäuschung, ihrem Hader; aber leise und unmerklich mischt sich in ihren Trauerweg die Hoffnung ein. Der Weg nach Emmaus beschreibt den Weg, den auch viele Eltern in der Trauergruppe gegangen sind.

Die Emmausgeschichte habe ich auch ausgewählt wegen des Satzes: „Sie sprachen miteinander über all das, was sich ereignet hatte.“ Miteinander sprechen, über das, was sich ereignet hat. Sich mitteilen können. Dies geschieht in den Trauergruppen. Aber dies geschieht auch heute hier im Gottesdienst:

In den Briefen, die Mütter und Väter an ihre verstorbenen Kinder geschrieben haben.
In den kurzen Mitteilungen auf die Klagemauer, die nachher gestaltet wird: den Eltern in der Trauergruppe war es vor allem wichtig, die Namen (und/oder ein Bild) ihres verstorbenen Kindes auf der Klagemauer zu hinterlassen – als Erinnerung bleibt meist nur der Name; er ist darum so besonders kostbar und einzig! Aber es sollen auch Mitteilungen festgehalten werden; Mitteilungen, die von der Trauer, dem Hadern mit Gott und sich selbst, aber auch von der Hoffnung sprechen.

Briefe und Klagemauer sind Ausdruck dessen, was auf dem Weg nach Emmaus geschieht: „Sie sprachen miteinander über all das, was sich ereignet hatte." Dieses miteinander Sprechen ist nicht zu unterschätzen. Es hat eine enorme therapeutische Bedeutung: Es ist heilsam, sich aussprechen zu dürfen.
Aber es hat auch eine theologische Bedeutung, eine Bedeutung für den Glauben und die Hoffnung. Es ist kein Zufall, dass die Emmausgeschichte berichtet, wie sich den trauernden, mit ihrem Schicksal hadernden Jüngern der Auferstandene zeigt, als sie miteinander sprachen, als sie miteinander unterwegs waren und über alles, was sich ereignet hatte, sprachen.
Ich bin überzeugt, dass wir mehr und mehr christliche Gemeinde werden, wenn in unserer Mitte dieses Gespräch möglich ist. Wie anders kann und soll denn sonst so etwas wie Vertrauen und Hoffnung wachsen.

Wie oft wird trauernden Eltern in unseren Gemeinden, aber auch in ihrer Familie oder im Freundeskreis das Gespräch und die Zeit des Unterwegsseins mit ihrer Trauer nicht zugestanden; man möchte möglichst bald wieder zum Alltagsgeschehen übergehen können – zum alltäglichen Trott. Wie oft hat die Trauer und der Hader mit Gott keinen Platz bei uns.
Eben in der Lesung haben wir gehört, wie Hiob seine Hoffnungslosigkeit hinausschreit, er will nicht mit frommen Sprüchen oder Floskeln abgetan werden. Floskeln wie: „Die Freunde sagen mir, die Nacht sei Tag; das Licht sei mir ganz nah, behaupten sie, obwohl die Finsternis mich überfällt." Allzu oft erfahren trauernde Eltern ähnlich billigen Trost wie Hiob. Dabei weiß ich von mir selbst, wie groß die Versuchung zu billigem Trost sein kann. Daher möchte ich diese Neigung auch nicht anderen gegenüber zu einem billigen Vorwurf machen. Es ist schwer, einen Hiob auszuhalten. Man wundert sich, dass das Buch Hiob, in dem sich kaum eine Hoffnungsspur finden lässt, nicht aus der Bibel herausgeflogen ist: ein Buch, in dem die Hoffnung regelrecht begraben wird: „Die Totenwelt allein bleibt mir als Hoffnung. ... Die Hoffnung steigt mit mir hinunter zu den Toten und wird dort mit mir in den Staub gelegt." Aber ich denke, die Bibel wäre nicht wirklich „Heilige" Schrift, wenn sie einen Hiob nicht aushielte! Und ich denke, wir wären nicht christliche Gemeinde, wenn wir die Hoffnungslosen mit ihren niederdrückenden

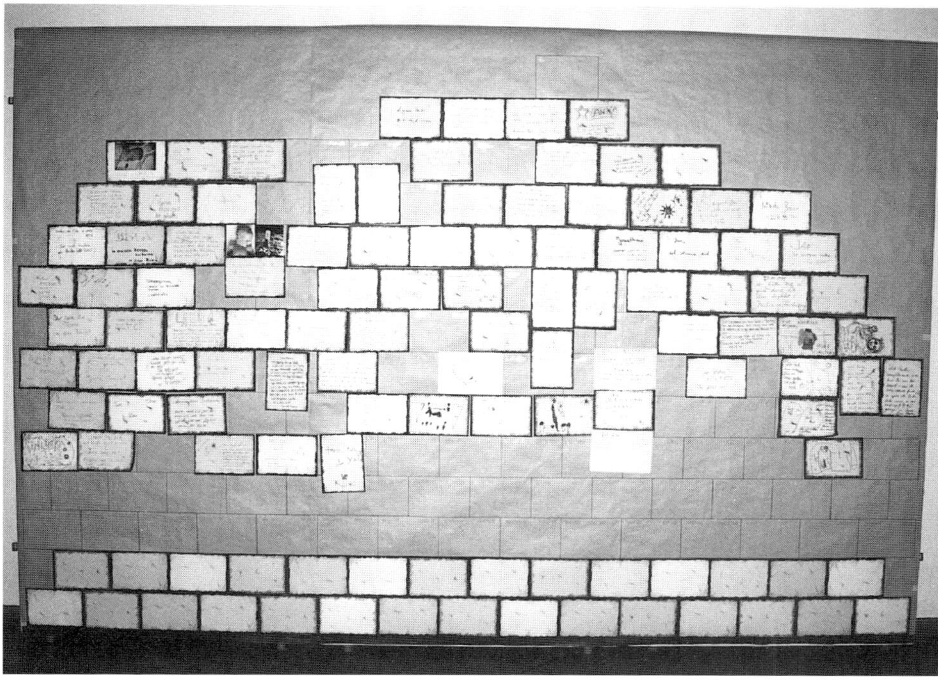

Klagemauer

Erfahrungen nicht aushielten; auch wenn wir mit diesem Aushalten manchmal bis an den Rand unserer eigenen Kräfte kommen.

Die Emmaus-Jünger sprachen miteinander über ihre tiefe Enttäuschung: „Wir aber hatten gehofft ..." – Wie sehr haben die Eltern, Mütter und Väter der fehlgeborenen, totgeborenen und früh verstorbenen Kinder gehofft. Die Hoffnung, die in der Begegnung mit dem Auferstandenen liegt, zeigt sich nur langsam. Er geht mit, sie erkennen ihn nicht – und doch ist er da und bleibt bei ihnen als es Abend wird.

Hoffnung lässt sich nicht herbeizwingen und schon gar nicht herbeireden. Manchmal braucht es ein ganzes Leben, wieder neue Hoffnung zu schöpfen; manchmal reicht ein Leben nicht aus, wieder Hoffnung zu finden – wie bei Hiob.

Der Auferstandene zeigt sich nicht plötzlich wie ein Stern am Himmel, auf den wir nur zeigen brauchen. Er zeigt sich immer nur zwischen den Zeilen: unterwegs, als sie miteinander sprachen, als sie Zeit hatten, einander zuzuhören, als sie der Enttäuschung und Trauer Raum gaben, als jemand da war am Abend und mit ihnen das Brot teilte.

Mein lieber Sohn, lieber Michael,
mein erstgeborener Sohn,

nun ist wieder eine Zeit des Abschieds gekommen. Eine Zeit des Abschieds aus meiner Trauer. Sicher wird dein Tod und die Trauer mich ein Leben lang begleiten. Aber es wird besser. Vor etwa 1 Jahr ging es mir sehr schlecht. Ich wusste nicht mehr weiter. Die Trauer um dich und um den Verlust meiner Mutterrolle haben mich fast um den Verstand gebracht. Und es war gut, dass es hier die Trauergruppe gibt. Heute verabschiede ich mich aus der Gruppe und fühle mich gut dabei. Sie hat mir sehr geholfen und gut getan. Und doch ist jetzt die Zeit gekommen. Lieber Michael, obwohl ich nicht wieder schwanger geworden bin, so habe ich doch jetzt das Gefühl „heiler" und „stärker" zu sein und wieder ein Stückchen loslassen zu können. Ich weiß, dass dieses Gefühl vielleicht keinen Bestand hat, jedoch weiß ich auch, dass es immer wieder kommt. Auch wenn es mir schlecht geht, geht es wieder aufwärts. Und auch wenn ich glaube, dass ich nicht noch einmal schwanger werde, so verliert sich der Gedanke auch wieder. Es darf einfach nicht alles gewesen sein.
Dir, mein wunderbarer Sohn, wünsche ich alles Liebe und Gute und ich glaube auch fest daran, dass du es jetzt besser hast und sorgenfrei und glücklich bist. Wo auch immer du bist und wie auch immer du bist. Ich wünsche mir einen Traum von dir, bitte erfülle mir diesen Wunsch. Ich danke dir für die tolle Zeit mit dir und dass ich für so kurze Zeit deine Mutter war. Ich weiß, dass ich auch jetzt noch deine Mutter bin, aber das ist etwas anderes. Ich habe versucht dir alles zu geben, was ich konnte. Und immer für dich da zu sein. Obwohl du tot bist, brauche ich dich und bin glücklich, dass du zu meinem Leben dazu gehörst. Auch wenn es oft schmerzhaft ist, so bist du doch das Tollste, was mir passiert ist. Vielleicht finden wir eines Tages wieder zusammen, in einem anderen Leben.
Ich liebe dich und denke an dich

Deine Mutti

Hoffnung spielt nicht in einem fernen Himmel, sondern immer nur „zwischen uns". Ein Gott im fernen Himmel wäre eine „weiche Krücke", wie jemand in der Trauergruppe formulierte; solch eine weiche Krücke hält nicht, wenn es ernst wird. Der christliche Gott will der Gott „zwischen uns" sein; denn er ist ja vom

Himmel herabgestiegen und Mensch geworden. Ich meine natürlich nicht dieses oberflächliche, banale und nichtssagende „zwischen uns", sondern jenes mit Tiefe, voll Achtsamkeit und Sensibilität füreinander.

Und das ist eine sehr kostbare Erfahrung aus den Trauergruppen – „zwischen uns" kann etwas Ungeheures geschehen, etwas, dass wir natürlich nicht selbst in der Hand haben: Leben wird wieder möglich – Hoffnung ins Leben wird möglich. – Und nichts anderes wünsche ich den trauernden Eltern auf ihrem Weg.

Thema 5: „Ihr seid als Blüten früh entschwebt"

Begrüßung

Liebe Eltern, liebe Gemeinde!

Ich begrüße euch und Sie ganz herzlich zu unserem diesjährigen ökumenischen Gedenkgottesdienst für frühverstorbene Kinder, den wir heute zum ersten Mal in einer evangelischen Kirche feiern.
Ich freue mich, dass so viele heute Abend den Weg hierher gefunden haben. Es ist für mich eine besondere Freude, so viele der Mütter und Väter wiederzusehen, die in der Trauergruppe ein Stück ihres Trauerweges gemeinsam gegangen sind – oder immer noch gehen.
Ich möchte auch alle diejenigen begrüßen, die heute als „Begleitung" mitgekommen sind, um trauernden Eltern, Geschwistern und Großeltern Trost und Unterstützung zu geben.

Die Vorbereitungsgruppe hat diesmal das Thema gewählt *„Ihr seid als Blüten früh entschwebt"* – eine Zeile aus einem Gedicht von Friedrich Rückert.
Es ist für uns Eltern ein schönes Bild, ein wehmütiges, jedoch auch tröstliches Bild. Es liegt darin – trotz aller Trauer – eine Leichtigkeit:
Unsere Kinder sind von uns gegangen, noch bevor sie für uns Realität werden konnten. Ihr Dasein, unsere Erwartungen und Vorstellungen – all dies befand sich noch in einem Schwebezustand, zwischen Sein und Nicht-Sein.
Die Entwicklung unserer Kinder endete jäh, in einem sehr frühen Stadium, wie Knospen, die sich nicht entfalten konnten.
Eine Zeitlang suchen wir verzweifelt nach dem Sinn. Weshalb muss ein Leben, mit all seinen Möglichkeiten, enden, bevor es erst richtig begonnen hat? Warum 30 oder 40 Wochen lang schwanger sein, um dann nur für einen kurzen Augenblick ein totes Kind im Arm halten zu dürfen?
Wozu drei Wochen lang den Leidensweg unseres schwerkranken Babys auf der Intensivstation mit ansehen und aushalten müssen? Warum eine gewünschte Schwangerschaft abbrechen müssen, weil das Kind nicht lebensfähig sein wird?

Zunächst erscheint das alles nur sinnlos.
Trotzdem ist für die meisten von uns jeder Moment des Zusammenseins mit unserem Kind unersetzlich, jede Minute, jeder Tag seines Lebens für uns ein kostbares Geschenk.
„Und wenn du dich getröstet hast, wirst du froh sein, mich gekannt zu haben", sagt der Kleine Prinz.
Sie haben in uns Wurzeln geschlagen. Die vielen winzig-kleinen Kinder, derer wir heute gedenken, haben unser Leben verändert, und es liegt an uns, ob wir diesem Verlust auch eine Wendung zum Positiven hin geben.
Das kurze Leben unserer Kinder war nicht vergeblich. Sie waren und sind geliebt, sie haben vieles bewirkt und bleiben unvergessen.
„Ihr habet nicht umsonst gelebt … was kann man mehr von Menschen sagen?"

Ich wünsche uns, dass dies heute Abend in diesem Raum spürbar wird!

Psalm 139
(im Wechsel zwischen Männern und Frauen gesprochen)

Gott, du erforscht mich und du kennst mich.
    Ich sitze oder stehe, du weißt es.
    Du verstehst meine Gedanken von ferne.
Wenn ich gehe oder liege, so bist du um mich.
Mit all meinen Wegen bist du vertraut.
    Ja, es ist kein Wort auf meiner Zunge,
das du Gott, nicht schon wüsstest.
Du hältst mich von hinten und von vorn umschlossen
und hältst deine Hand über mir.
    Zu wunderbar und doch zu schwer verständlich,
    ich kann es nicht begreifen.
Wohin soll ich gehen vor deinem Geist?
Wohin soll ich fliehen vor deinem Angesicht?
    Führe ich hinauf in den Himmel, so bist du dort.
    Würde ich mich zu den Toten legen – auch da bist du.
Nähme ich Flügel der Morgenröte und bliebe am äußersten Meer,
    so würde auch dort deine Hand mich führen
    und deine Rechte mich halten.
Spräche ich: „Finsternis möge mich bedecken
und Nacht statt Licht um mich sein" –
    so wäre auch Finsternis nicht finster bei dir
    und die Nacht leuchtete wie der Tag.
    Finsternis ist wie das Licht.

Ansprache

(von Klaus Kaiser, Aachen)

Bei der Suche nach einem geeigneten Text für diese Ansprache habe ich viele Geschichten in den Evangelien gefunden. In diesen Jesus-Geschichten spielen immer wieder Menschen die Hauptrolle. Menschen in unterschiedlichen Lebenssituationen: dankbare, ängstliche, hilflose, selbstbewusste, misstrauische Menschen.
Oder – auch wie viele von Ihnen heute – Leute, die verzweifelt und traurig sind über den Tod eines Menschen. Über zerstörte Hoffnungen und Lebensträume. Auch sie kommen vor.
Ein Text ist mir in den letzten Wochen immer nähergekommen:
die Geschichte von Maria aus Magdala (Johannes 20,11–18):

Maria aber stand draußen vor dem Grab und weinte.
Als sie nun weinte, schaute sie in das Grab und sieht zwei Engel in weißen Gewändern sitzen, einen am Kopfende und den anderen zu den Füßen, wo sie den Leichnam Jesu hingelegt hatten. Und die sprachen zu ihr: ‚Frau, was weinst du?' Sie spricht zu ihnen: ‚Sie haben meinen Herrn weggenommen, und ich weiß nicht, wo sie ihn hingelegt haben.'
Und als sie das sagte, wandte sie sich um und sieht Jesus stehen und weiß aber nicht, dass es Jesus ist. Da spricht Jesus zu ihr: ‚Frau, was weinst du? Wen suchst du?' Sie meint, es sei der Gärtner, und spricht zu ihm: ‚Herr, hast du ihn weggetragen, so sage mir, wo du ihn hingelegt hast; dann will ich ihn holen.'
Da spricht Jesus zu ihr: ‚Maria!'
Da wandte sie sich um und spricht zu ihm auf hebräisch: ‚Rabbuni!', das heißt Meister!
Jesus spricht zu ihr: ‚Rühre mich nicht an! Denn ich bin noch nicht aufgefahren zum Vater. Geh aber hin zu meinen Brüdern und Schwestern und sage ihnen: Ich fahre auf zu meinem Vater und zu eurem Vater, zu meinem Gott und zu eurem Gott.'
Maria von Magdala geht und verkündigt den Jüngern: ‚Ich habe den Herrn gesehen, und das hat er alles zu mir gesagt.'

Maria geht zum Grab. Zum Friedhof, auf dem ihr Jesus begraben liegt. Drei Jahre ist sie ihm mit großen Erwartungen gefolgt. Eine Zeit, die spannend war, die voll war mit kleinen und großen Erlebnissen.
Sie träumte von der politischen Veränderung, die dieser Jesus für das Land bringen sollte. Sie träumte aber auch von der persönlichen Veränderung, die in ihr eigenes Leben kommen sollte. So viel Hoffnung, so viel Vertrauen hat sie in diesen Menschen investiert.
Und nun geht sie zum Friedhof, auf dem ihre Hoffnungen und Wünsche, auf dem ihr Lebensentwurf begraben liegt.

Liebe Laura,

heute wollen wir an dich und deine Botschaft denken. Lange hatten wir überlegt, ob wir unsere Familie nochmals vergrößern sollen – bei allem was auch an Anstrengungen damit verbunden ist.
Riesig war unsere Freude, als wir dann erfuhren, dass du in meinem Bauch wächst – ein Zeichen des Himmels – dachten wir und hofften auf weibliche Verstärkung.
Trotz 4 Monaten unerträglicher Übelkeit – wir haben uns gefreut.
Wir haben uns innerlich und äußerlich auf dich vorbereitet.
Und dann – die Nachricht, du kannst oder willst nicht leben. Dein kleiner Körper hat keine Nieren wachsen lassen und auch ansonsten warst du schwer behindert.
Wenn ich in der Stille Kontakt zu dir aufnahm in meinem Bauch, warst du gar nicht traurig, sondern fast von heiterer Gelassenheit, gerade so, als ob du wusstest , dass du bald wieder in Gottes grenzenlose Liebe und Licht zurück durftest. Wir waren geschockt – innerlich total leer und gleichzeitig übervoll.
10 Tage haben wir gegrübelt – hatten Angst mit einem schwer behinderten Kind leben zu müssen, wenngleich wir wussten, dass auch das eine Botschaft Gottes gewesen wäre. Als uns dann nach ein paar Tagen klar war, dass wir uns bald wieder von dir verabschieden mussten, waren wir ein Stück erleichtert.
Wir haben dich geboren, genauso wie man ein Kind für das Leben gebiert – und wir durften dich zum Abschied in unseren Händen halten.
Klitzeklein warst du, es war fast alles dran an dir, was so ein Menschenkind braucht und trotzdem warst du nicht für ein Leben mit uns geboren – unfassbar .
Dein kleines Gesichtchen halten wir in liebevoller Erinnerung, wenn dein Bild in uns auch blasser wird – du hattest einen ganz ganz friedlichen Gesichtsausdruck, deshalb konnten wir dich gut in Gottes Hand gehen lassen. Du hattest deinen Frieden schon gemacht, wir hatten an unserem Frieden noch viel zu arbeiten und haben ihn noch nicht ganz wieder.
Was uns blieb, war unendliche Trauer, Enttäuschung, Fassungslosigkeit und Leere – fast ein Gefühl der Lähmung und erstaunlicherweise das tiefe Wissen, dass es für irgendetwas gut war. Wir hofften und wussten auch, dass es irgendwann aufhört weh zu tun, wenngleich wir nicht ahnten, wie lange es dauern würde.
Mit dem bitteren Erleben, wie nah der Tod zum Leben dazugehört, haben wir diese Traueraufgabe begonnen, in der Hoffnung letztlich daran zu wachsen und gestärkt daraus hervorzugehen.

Dieses Grab kennen ja auch viele von Ihnen. Das Grab, in dem die Träume liegen, die Zukunft und die eigenen Sehnsüchte: *„Wie schön habe ich mir das alles vorgestellt. Wie lange haben wir auf unser Kind gewartet. Wie groß war die Vorfreude."* Und nun schauen wir in ein dunkles Loch und alles ist ganz anders als erwartet. Jetzt sitzen wir hier in einem Gedenkgottesdienst für die Kinder, die uns so früh verlassen haben.
Statt Vorfreude erinnern wir uns, statt zu träumen sind viele todtraurig.

Genau mit solchen Gefühlen kommt Maria zum Grab und weint.
Und durch ihre verweinten Augen hindurch sieht sie zwei Gestalten in weißen Gewändern.
Ich bleibe an der Frage hängen, die die beiden der Maria stellen: *„Frau, was weinst du?"* Ich finde diese Frage sehr taktlos und fast schon unverschämt.
Jeder Mensch versteht doch, wenn auf einem Friedhof geweint wird. Wenn nicht dort, wo denn dann überhaupt noch? An einem Grab darf geweint werden.
Und der Grund ist doch auch offensichtlich: Ein Mensch, mit dem wir so viele Träume verbanden, ist nicht mehr da. Ein Kind, auf das wir uns so gefreut haben, ist tot.
Aber die gleiche Frage wird direkt noch einmal gestellt, diesmal von dem auferstandenen Jesus, den die Maria mit dem Gärtner verwechselt: *„Frau, was weinst du?"*
Lange habe ich über diese Frage nachgedacht, und auch jetzt scheint sie mir immer noch sehr unbarmherzig und weltfremd. Aber vielleicht ist sie ja gerade aus einer Welt heraus gestellt, die wir tatsächlich jetzt noch nicht begreifen können. Aus einer Welt, in der unsere Tränen nicht mehr existieren. Wie gesagt, kein Mensch würde eine solche Frage stellen. Es sind aber Engel, Boten einer anderen Wirklichkeit, in der Schmerzen, Verzweiflung und Tod unbekannt sind.

Maria versteht dementsprechend diese grundsätzliche Frage der Engel auch nicht. Sie nimmt sie wörtlich und schildert ihnen ihre Not. Denn ihr Jesus ist nicht im Grab, er ist nicht mehr dort bei den Toten. Und es kommt ihr die ganz menschliche Idee, dass ihn jemand weggenommen haben muss. Den vermeintlichen Gärtner fragt sie: *„Wo hast du ihn hingelegt? Ich will ihn holen."*
Selbst die Möglichkeit zu trauern hat man ihr nun scheinbar genommen. Jetzt hat sie noch nicht einmal einen Ort, an den sie hingehen und trauern kann. Was ihr nur bleibt, sind die Menschen, denen sie ihr Herz ausschütten kann. Wie wichtig ist es aber auch, einen Ort zu haben. Maria aus Magdala hatte jetzt auch dieses nicht mehr. Und ihr drängender Wunsch, den toten Jesus zu suchen, zu holen, bei sich zu haben, zu spüren – wie gut können wir diesen Wunsch verstehen.

Dieser Text ist so tief, so verdichtet, dass wir eigentlich über jeden Satz lange meditieren könnten.
So auch die zweite Frage von Jesus: *„Wen suchst du?"*

Wir könnten die Frage auch weiterführen: *„Was suchst du genau hier?*
Natürlich suchst du einen toten Menschen, suchst nach Erinnerungen mit ihm – aber ist es nicht auch noch mehr?
Suchst du nach Antworten (‚Warum, wieso musste das so geschehen')?
Oder suchst du nach einem Neuanfang (‚Wie soll es überhaupt jetzt noch weitergehen')?
Suchst du nach einem Halt, nach jemandem, der dich und deine Traurigkeit endlich mal versteht?
Was suchst du genau hier?"

Maria antwortet gar nicht auf die Frage. Vielleicht weiß sie auch selbst gar nicht so genau, was sie noch suchen soll. Vielleicht ist sie innerlich so leer wie manche Frauen und Männer aus der Trauergruppe, bei der ich vor zwei Wochen war und die von ihrem inneren Zustand berichteten.

Maria bekommt auch keine Antwort. Im Gegenteil, sie hat ihre eigenen, drängenden Fragen: *„Hast du meinen Jesus fortgetragen? Sag mir wo er ist? Wo hast du ihn hingelegt?"*
Aber auch diese Fragen werden ihr nicht beantwortet. Als ob sie keiner verstehen würde. Als ob sie mit ihrem doch so schlimmen Schicksal ganz alleine wäre.

Doch nun kommt der Moment, der für mich der Höhepunkt der Geschichte und für die Frau aus Magdala der Wendepunkt ist. Nein, es wird ihr keine Antwort auf ihre Fragen geliefert. Das hätte sie sich zwar gerne gewünscht. Aber keiner der Engel und auch nicht Jesus gehen auf ihre Fragen ein.

Es geschieht nur etwas sehr einfaches. Etwas scheinbar schlichtes, aber ungeheuer wirkungsvolles:
Jesus nennt ihren Namen.
Nur das.
Wahrscheinlich auch nicht laut oder besonders salbungsvoll. Ich stell es mir eher so vor, dass Jesus seine ganze Liebe zu ihr in diesen Namen hineinlegt:
„Maria."
Die Wirkung ist eindrucksvoll: Ihr werden die Augen geöffnet, und sie erkennt erst jetzt ihren Jesus wieder.

Was ist das Geheimnis dieser Verwandlung? Eine simple Namensnennung, so erscheint es auf den ersten Blick. Aber es ist mehr.
Wer meinen Namen nennt, meint mich.
Auch das klingt simpel. Aber lassen Sie es mich so erklären:

Wer meinen Namen nennt, steht mit meiner Person in einer Beziehung, egal ob freundlich oder abweisend. Wer meinen Namen nennt, hat mich vorher erkannt. Wer meinen Namen nennt, weiß, wer ich bin.
Sie können diese Wirkung selbst einmal feststellen, wenn Sie einen Menschen namentlich begrüßen oder wenn Sie selbst mit Ihrem Namen angesprochen werden.
Wenn wir einen Menschen mit seinem Namen nennen, meinen wir ihn in seiner Einzigartigkeit.

Ich denke, wir werden diese Wirkung auch spüren, wenn die Namen der verstorbenen Kinder vorgelesen werden. Hinter jedem Namen – auch hinter jedem Kosenamen – steckt eine einzigartige Persönlichkeit. Wer einen Namen hat, wird wertgeschätzt. Wenn das Kind von Ihnen einen Namen bekommen hat, so ist es präsent. Als wichtiger Teil in Ihrer Familie und als wesentlicher Teil Ihrer Biografie. Und wie wichtig es ist, dass Ihr verstorbenes Kind einen Platz in Ihrem Leben haben muss, zeigt die Arbeit der Trauergruppe.

Mir ist bei dieser Begegnung zwischen Jesus und der Maria ein Vers eingefallen aus dem Alten Testament. Gott spricht uns Menschen an und sagt: *„Ich nenne dich bei deinem Namen. Du bist mein."*
Wir alle haben auch bei Gott einen Namen, er kennt uns. Und weil er uns mit unserem Namen kennt, sind wir bei ihm wertgeschätzt.
Wenn wir also gleich die vielen Namen hören, dann ist es auch eine Art Gebet, das zum Himmel steigt. Denn Gott kennt uns. Auch die Gefühle, die wir in diesem Moment von Nähe, Liebe, Traurigkeit, Wut Gemeinschaft hier untereinander oder auch Dankbarkeit empfinden. Gott hört in jedem dieser Namen auch unsere Anfragen, unsere zerstörten Hoffnungen und unsere Klagen, auch unsere massiven Klagen gegen ihn. Aber er muss das aushalten, sonst bliebe er der liebe Gott, den wir uns nur für romantische Stunden ausdenken würden.

Maria ist verändert, als Jesus sie beim Namen nennt. Einen Moment meint sie sogar, dass alles wieder wie vorher ist. Sie geht auf ihn zu und will ihn vielleicht wieder wie früher in die Arme nehmen.
Doch es ist nicht mehr so wie früher. Jesus sagt es ihr. Vielleicht nicht hart und unbarmherzig, aber doch deutlich und bestimmt.
„Halt mich nicht fest. Du sollst dich immer an mich erinnern, aber du wirst lernen, dein eigenes Leben wiederzufinden. Ein Leben, in dem ich immer einen Platz haben werde, aber in dem du auch – irgendwann einmal – einen Blick wieder für andere Dinge bekommen sollst."

Maria muss nun etwas Schweres lernen: dass die Abwesenheit Jesu und seine gleichzeitige Gegenwart nicht unbedingt ein Gegensatz sein muss.

Unsere liebe kleine Pauline!

Jetzt sind schon beinahe zwei Jahre seit deinem Sterben und deiner Geburt vergangen.
Unglaublich! Die Zeit ist einfach weitergegangen, obwohl sie doch so plötzlich still zu stehen schien.
Wir hatten uns so auf dich gefreut! Alles war für deine Ankunft in unserer Familie vorbereitet. Deine großen Geschwister und wir warteten seit Tagen gespannt auf dich. Du warst sehr lebhaft während der Schwangerschaft und wir waren neugierig auf das gemeinsame Leben mit dir und deinem Temperament.
Doch dann brach dein Tod völlig unerwartet in der 41. Schwangerschaftswoche in unser Leben ein. Erst nach der Geburt sollten wir erfahren, woran du so plötzlich und unvorhersehbar gestorben warst: Nabelschnurkomplikation hieß die Diagnose. Es ist und war alles so unfassbar! Du bist an einem Tag gestorben, geboren und auferstanden. Wo wir Leben erwartet haben, ist uns der Tod grausam begegnet. Als unsere Hebamme während der Geburt sagte, dass dies erst der Anfang eines Leidensweges sei, konnten wir das erst nicht glauben. Es wäre nicht das Schlimmste, sondern was danach kommen würde, wäre noch viel schwerer. Damals dachten wir, was kann noch schlimmer sein, als unser süßes kleines Baby tot auf die Welt zu bringen und nicht lebendig begrüßen zu dürfen? Doch sie sollte Recht behalten. Auch heute noch zerreißt der Schmerz um deinen Verlust, die Erinnerung an dein frühes Sterben uns manchmal schier das Herz. Auch wenn er nicht mehr so oft und stark hervorbricht wie in der ersten Zeit nach deinem Tod. Liebe Pauline, dich nicht wie deine Geschwister bei uns haben zu dürfen, dich nicht herzen und aufwachsen sehen zu können, das tut einfach immer noch furchtbar weh. Wir hätten dich so gerne durchs Leben begleitet! Mit dir ist ein Stück unserer Zukunft und Zuversicht gestorben.
Du hast in unserer Familie einen festen Platz. In unseren Gedanken, in unserem Herzen gehörst du mit dazu und wir sind dankbar für die kurze Zeit, die wir mit dir leben durften. Wir werden dich nie vergessen! Die wenigen Stunden, die wir mit dir nach deiner Geburt im Krankenhaus und zu Hause verbracht haben, sind kostbare Augenblicke für uns und haben sich tief in unser Gedächtnis eingebrannt. Ohne diese Erinnerungen wäre all das Geschehene noch unfassbarer gewesen.
Oft war es uns als müssten wir aus diesem schrecklichen Albtraum erwachen, als ließe sich die Zeit zurückdrehen und das Leben könnte weitergehen wie bisher. Was hätten wir dafür gegeben, wenn du hättest bei uns bleiben können!

Doch unsere Lebenszeit ist begrenzt. Ob sie nur ein paar Tage, einige Schwangerschaftsmonate oder viele Jahre dauern wird, wissen wir nicht. Das einzig Sichere im Leben ist der Tod. Durch deinen Tod sind wir uns dessen schmerzlich bewusst geworden. Heute empfinden wir noch mehr Dankbarkeit gegenüber dem, was wir haben dürfen und was uns geschenkt ist.

Dort wo du bist, geht es dir gut! Das ist unser fester Glaube. Auch wenn wir nicht verstehen können, warum du schon fortgegangen bist, so glauben wir fest daran, dass du alles hast, was du brauchst, ja, dass du sogar schon am eigentlichen Ziel angekommen bist, wo du „Leben in Fülle" hast. Gott schütze dich und segne dich und uns.

Deine Dich liebenden Eltern

Eine große Aufgabe für sie und ein weiter Weg. Interessanterweise wird uns nichts mehr von ihrem weiteren Weg berichtet. Sie geht zu ihren Freundinnen und Freunden und erzählt ihnen, was sie erlebt hat. Das ist das letzte, was wir in diesem Evangelium von der Maria aus Magdala hören. Kein schnelles Happyend wie in Hollywood. Eher eine vorsichtige Neuorientierung.

Ich wünsche Ihnen und den betroffenen Müttern und Vätern hier besonders – wo immer Sie sich gerade auf diesem Weg befinden –, dass Sie Ihre Geschichte auch erzählen können. Dass Ihre Traurigkeit nicht stumm bleibt.
Und ich wünsche Ihnen, dass Sie Menschen an Ihrer Seite haben, die Ihnen zuhören. Die Ihnen zu wahren Freundinnen und Freunden werden, weil Sie Ihnen zugewandt sind.
Oder um mit der Geschichte übertragen zu sprechen:
Ich wünsche Ihnen Freundinnen und Freunde, die Ihren Namen nennen und Sie als Person erkennen, damit Sie wie Maria aus Magdala wieder zum Leben kommen.

Amen.

Fürbitten

Der Tod und besonders der Tod von Kindern verwirrt uns.
Gott, wir können nicht glauben, dass ein Leben sinnlos abbricht,
das gerade erst begonnen hat,
dass alles verloren sein soll, was unsere Kinder für uns bedeutet haben.
Gott, wir haben viele Fragen an dich.
Wir lehnen uns auf gegen den Tod unserer Kinder, der für uns unfassbar ist.
Wir sind verlassen mit unseren Gefühlen und Gedanken,
die die Gesellschaft nicht versteht.
Und doch kommen wir zu dir und bitten dich:

Hilf uns, Menschen zu finden, die uns erlauben unsere Trauer und Tränen zuzulassen und mit uns die Erinnerung an unsere Kinder wach zu halten .
Kehrvers: Zeige uns den Weg

Gib uns Kraft, schenke uns Verständnis für unsere Mitmenschen.
Wir wissen, dass sie unsere Gefühle nicht immer nachvollziehen können.
Kehrvers

Gib uns die Kraft, denen zu verzeihen, die uns in ihrer Unwissenheit und Hilflosigkeit verletzt haben. Lass uns ihren guten Willen anerkennen.
Kehrvers

Hilf uns Menschen zu finden, die keine Schwätzer sind, sondern die uns einfühlsam in unserer Verzweiflung aufrichten.
Kehrvers

Lass uns zur Ruhe kommen bei der Suche nach Antworten
auf die Frage nach dem Warum.
Kehrvers

Gib uns die nötige Kraft, dass unsere Partnerschaften dem Tod unserer Kinder standhalten und hilf uns im Umgang mit Geschwisterkindern.
Kehrvers

Brich unsere Ohnmacht und hilf uns erahnen, dass wir unsere Kinder nicht aufgeben müssen, sondern dass sie leben: in unserem Herzen und bei dir.
Kehrvers

Gott, lass dein Wort nicht leer in dieser Kirche verhallen.

Bleibe bei uns und stehe uns bei in unserer Not. Damit wir trotz unseres Schmerzes jenen Faden der Hoffnung entdecken, der uns den nächsten Schritt aus der Ausweglosigkeit des Heute ins Licht zeigt.

Für die Mütter:
Hilf ihnen, das Gefühl des Versagens zu überwinden und wieder Vertrauen zu ihrem Körper und zu sich selbst zu finden.
Kehrvers: Gott unser Vater – wir bitten dich, erhöre uns.

Für die Väter:
Gib ihnen den Mut, ihre Gefühle der Hilflosigkeit und der Trauer wahrzunehmen, anzunehmen und zum Ausdruck zu bringen.
Kehrvers

Für die Geschwister:
Gib ihnen Menschen zur Seite, die ihnen helfen, den Tod des Babys zu begreifen, und die sie durch ihre Ängste und ihre Trauer begleiten.
Kehrvers

Für die Großeltern:
Möge auch ihre Trauer um das verlorene Enkelkind ernst genommen werden und ihre Klage Gehör finden.
Kehrvers

Für unsere Freunde und Bekannten:
Vergib ihnen, wenn sie sich bei der Nachricht vom Tod unserer Kinder verunsichert zurückgezogen haben, und schenke uns Verständnis für ihre Reaktion.
Kehrvers

Für die Ärztinnen und Ärzte:
Gib ihnen den Mut, ihre Ohnmacht zu erkennen und einzugestehen.
Gib ihnen die Kraft, in schwierigen Situationen dazubleiben und auszuhalten.
Gib ihnen die Weisheit, auf Weisheiten zu verzichten.
Kehrvers

Für alle Familien, die in diesem Augenblick um das Leben ihrer Babys bangen:
Stille
Kehrvers

Brief an ein kluges Kind

Mein lieber Sohn, mein liebes Kind,
wie unendlich wertvoll war dein Leben in meinem Leben, wie unendlich reich bin ich nach deinem Tod zurückgeblieben. Bald hast du Geburtstag und es gibt keine schönere Zeit, also dir jetzt einen Brief zu schreiben und dir zu danken für dein Kommen, für dein Bleiben und Gehen. Die allumfassende Liebe und ein tiefes Vertrauen in die Welt hast du bei mir gelassen, mein kluger und weiser Sohn. Als Seele bist du mir immer nahe geblieben und ich fühle dein Verständnis für meine Tränen, für meine Trauer um die Trennung von dir, die ich manchmal sehnsuchtsvoll, ein anderes Mal in tiefem Frieden erfahre. Es ist die Sehnsucht danach, dir diese Welt zu zeigen, dich im Sommer zum See zu bringen, dich im Winter in die schneebedeckten Berge.
Die Schwangerschaft mit dir, mein Kind, hat mich überrascht. Ich hatte mir Familie gewünscht und war nach einer Fehlgeburt sehr traurig. Meine Ehe war in Unverständnis und Machtkämpfen steckengeblieben, eine Therapie half nicht weiter. In diesem Moment hast du, Luisito, entschieden zu mir zu kommen. Es wurden die schönsten und schwersten Monate meines Lebens. Dein Vater verließ mich im 5. Monat. Kurz darauf wurde an deinem Hals ein großer Tumor entdeckt. Er war gutartig, jedoch solltest du nach der Geburt operiert werden. In dem Moment, in dem ich erfuhr, dass du, um zu überleben, operiert werden solltest, wuchsen meine Kräfte und mein Mut. Ich musste große Schmerzen aushalten, um dir die Chance zu geben, so lange wie möglich in meinem Bauch zu wachsen. Aber diese Schmerzen waren nichts gegen die seelischen Schmerzen der Eifersucht und des Verlassen-Werdens.
Du hast entschieden, am 16. April durch einen Notkaiserschnitt zur Welt zu kommen. Der Tumor war inzwischen so groß wie dein Köpfchen und konnte nicht mehr operiert werden. Du bist nach 50 Minuten verzweifelten Rettungsaktionen der Ärzte wieder gegangen, Luis Sebastian, und du warst ein wunderschöner kluger Mensch. Wer sagt, dass du 70 Jahre leben musst? Dir waren 50 Minuten genug. Das Wasser war dein Element, nicht die Luft. Dein Vater war bei mir, als ich aufwachte. Als die Hebamme uns fragte, ob wir uns von dir verabschieden wollten, hatte ich zunächst Angst. Als du zu mir gebracht wurdest und in deinem Bettchen neben mir lagst, habe ich dich ehrfurchtsvoll berührt. Diese Berührung habe ich als immerwährende Liebkosung in mich aufgenommen und sie lebt noch in mir. In der Berührung habe ich Liebe und Trennung, Glück und Loslassen in Zufriedenheit erlebt. Zufriedenheit, dass ein so schöner Mensch geboren wurde und Stolz, dass ich die Mutter war.

Mein Sohn, oft bin ich im Alltag von Sorgen und Zweifeln geplagt, weiß nicht mehr ein noch aus und beginne zu hadern. Aber oft schweift dann mein Blick aus dem Fenster und ich sehe einen bunten Schmetterling in seiner Schönheit. Dann zieht wieder Frieden in mein Herz und ich muss lächeln und danke dir für deinen Gruß. Morgens, wenn ich aufstehe, grüße ich die Vögel und die Natur, denn ich weiß, auch sie tragen etwas von dir in sich. Ich lebe in dem Bewusstsein einer unendlichen Liebe, die mir ein großer Verlust eingegeben hat. Ich habe mich selbst in der Welt gefunden und weiche dem Leben nicht mehr aus.
Dafür, Luisito, bin ich dir unendlich dankbar.

Deine Mutter Paula Mónica

Gebete

Tagesgebet
Barmherziger Gott,
lass uns Hilfe finden,
Menschen, die uns auf unserem Weg begleiten,
lass uns wieder ein Ziel finden,
dem entgegen wir unsere Schritte lenken können.
Lass uns wieder zu uns selbst
und zu dir finden.

Kyriegebet
Gott,
wir verstehen die Wege nicht,
die wir geführt werden. – Herr erbarme dich.
Wir sind betrübt und traurig
und können uns unseren Tränen nicht erwehren. – Herr erbarme dich.
Wir müssen annehmen,
was uns unannehmbar ist.
Wir mussten abgeben,
was wir festhalten wollten.
Wir müssen Unabänderliches hinnehmen. – Herr erbarme dich.

Friedensgebet

Jesus, du lebst!
Das Kreuz war nicht das Ende.
Es war der Weg zum Ende.
Das Grab war nicht das Ende.
Es war das Warten auf das Ende.
Das Ende war – das Ende ist: Leben.
Gott hat das letzte Wort, und sein Wort ist Leben.
Jesus,
ich hoffe auf dich.
Ich warte auf dich.
Und ich bete zu dir –
dem Gekreuzigten,
dem Auferstandenen,
dem Wiederkommenden.

Klagegebet aus Psalm 77

Meine Seele will sich nicht trösten lassen.
Laut will ich schreien zu Gott,
mit aller Kraft, damit er mich hören möge.
Denn ich bin in Not und ich suche Gott.
Nächtelang ist meine Hand ausgestreckt,
und meine Seele will sich nicht trösten lassen.
Ich denke an Gott und seufze …
Will er nie mehr gnädig sein?
Ist seine Treue ein leeres Wort?
Hat er das Erbarmen verlernt
oder hat er im Zorn das Mitleid vergessen?
Das ist mein Schmerz,
dass Gott heute so anders handelt.

Gott, zu dir rufe ich

In mir ist es finster,
aber bei dir ist das Licht.
Ich bin einsam,
aber du verlässt mich nicht.
Ich bin kleinmütig,
aber bei dir ist die Hilfe.

Ich bin unruhig,
aber bei dir ist der Friede.
In mir ist Bitterkeit,
aber bei dir ist die Geduld.
Ich verstehe deine Wege nicht,
aber du weißt den Weg für mich.

Dietrich Bonhoeffer

Mein Gott, ich klage dir meinen Zustand,
und rede von dir
und fühle mich dennoch verlassen!

Ich möchte dir vertrauen
und ängstige mich dennoch.
Ich rede zu dir
und weiß doch nicht,
ob du mich hörst!
Ich möchte deinen Willen erfüllen
und weiß doch nicht,
was ich tun soll.
Ich weiß, dass du mich führst
und sehe dennoch keinen Weg.
Ich weiß, dass mein Geschick von dir kommt
und kann es nicht annehmen.
Ich weiß, dass du mir Licht zugedacht hast
und versinke in meinen dunklen Gedanken.
Ich weiß, dass du mir Freiheit bestimmt hast
und fühle mich dennoch wie gefangen.
Ich weiß, dass dein Zeitplan anders ist als der meine
und habe dennoch keine Geduld.

Es ist leer in mir!

Ich wiederhole die Worte,
die ich früher einmal verstanden hatte:
“Ich weiß, dass du mich nicht verlassen wirst“.

Nein, mein Gott –
Ich weiß es nicht.

Ich glaube es.
Ich möchte es glauben.
Hilf mir!

Jörg Zink
(Aus: Jörg Zink/Hans-Jürgen Hufeisen. Feier der Schöpfung. Vier Liturgien für die Erde. Kreuz Verlag, Stuttgart 1993, S. 63f.)

Weitere Texte

Wir haben uns gefreut,
dein Vater und ich,
mein Kind, auf dich.

Würdest du ein Junge
oder ein Mädchen werden?
Namen suchten wir für dich,
schrieben sie auf ein Blatt Papier,
sprachen sie laut vor uns hin.

Nächstes Jahr um diese Zeit
würdest du im Kinderwagen liegen,
unser Kind.

Ach mein Kind.

Ich habe mir Bilder angesehen,
ich wollte wissen, wie du aussiehst,
dein winziger Körper, deine Augen, Hände.

Wie du heranwächst, in mir;
Ich habe gewartet darauf, dich zu spüren
in mir, dein leises Pochen.

Ach mein Kind …
du gingst,
ich habe dich nie gesehen,
du gingst fort.

Man sagt, ich sei gesund und jung,
ich könnte andere Kinder haben später,

vernünftig soll ich sein und mich zusammennehmen,
mein Kind.

In Japan stellen die Eltern
kleine Figuren aus Stein
zu den Füßen der Kwannon, Göttin der Barmherzigkeit;
hüten soll sie das Kind, das fortging,
hüten soll sie den Schmerz der Eltern.
Kokeshi, kleine Steinfiguren,
Zeichen für ein ungelebtes Leben.

Uns lässt man keinen Ort, an dem wir trauern können.

Doch auch wir legen dein Leben, mein Kind,
und unseres in die Barmherzigkeit Gottes.

Nichts geht verloren, kein Molekül, kein Atom,
wie viel mehr bis du aufgehoben, mein Kind, wie wir.
Ich will es glauben.
Ach mein Kind.

Christiane Faschon

Wir betrauern den Tod unserer Kinder.
Unsere Kinder, geschaffen in Liebe und sehnsüchtig erwartet,
sind gestorben,
und wir werden sie in diesem Leben nie geborgen in unseren
Armen halten können.
Für uns Eltern ist der Schmerz und die Enttäuschung groß,
wir werden den Verlust in unseren Herzen tragen für alle Tage.
Wir vermissen unsere Kinder schmerzlich, und wir brauchen
Liebe, Mitgefühl, Zeit und Verständnis, um diese schwere Zeit
der Trauer durchzustehen.

Jedes Leben kommt in diese Welt mit dieser Aufgabe.
Manchmal ist uns diese Aufgabe ganz klar, manchmal ist sie
vage und in Missverständnisse gehüllt.
Mit der Zeit werden wir die Aufgabe unserer Babies auf Erden erkennen.
Kann es die gewesen sein, nur einen kleinen Funken Liebe zu
entzünden, der sonst nie aufgeleuchtet wäre?
Kann es die gewesen sein, unsere Herzen zu erweichen,

dass wir wiederum andere zu trösten vermögen?
Kann es die gewesen sein, uns näher zu unserem Gott und
zueinander zu bringen?

Das Leben unserer Kinder war kurz, und doch hat ihr Tod eine
große Leere in unseren Herzen und in unserem Leben hinterlassen.
Lasst uns heute und für immer dieser winzigen Babies
gedenken, die nie Kindheit und Erwachsenenalter erfahren
werden, sondern für immer unsere winzigen Babies bleiben.

nach Hannah Lothrop
(Nach: Susan Erking: A Precious Goodby, aus: H. Lothrop, Gute Hoffnung – jähes Ende. 8. akt. Aufl. Kösel 2000)

Warum?

Warum,
frage ich,
muss das sein?
Warum muss das sein?

Um den Schmerz zu ertragen,
muss ich Antworten suchen.
Warum muss das sein!

Weiß Gott die Antwort?
Wird er Licht hineinbringen?
Wird er meinen Glauben stärken,
damit ich dies erdulden kann?
Werde ich je eine Antwort finden?

Warum?

Julie Fritsch
(Aus: J. Fritsch/S. Ilse, Unendlich ist der Schmerz. Kösel, München 1995)

Mitmenschen, nehmt uns Trauernde an

Geht behutsam mit uns um, denn wir sind schutzlos.
Die Wunde in uns ist noch offen und weiteren Verletzungen preisgegeben.
Wir haben so wenig Kraft, um Widerstand zu leisten.

Gestattet uns unseren Weg, der lang sein kann.
Drängt uns nicht, so zu sein wie früher, wir können es nicht.
Denkt daran, dass wir in Wandlung begriffen sind.
Lasst euch sagen, dass wir uns selbst fremd sind.
Habt Geduld.

Nehmt es an, wenn wir von unseren Kindern und unserer
Trauer zu sprechen beginnen.
Wir tun nur das, was in uns drängt.

Wir wissen, dass wir Bitteres in eure Zufriedenheit streuen,
dass euer Lachen ersterben kann, wenn ihr unser Erschrecken seht,
dass wir euch mit Leid konfrontieren, das ihr vermeiden möchtet.

Wenn wir eure Kinder sehen, leiden wir.
Das „nie mehr" ist wie ein Schrei in uns, der uns lähmt.
Wir müssen die Frage nach dem Sinn unseres Lebens stellen.
Wir haben die Sicherheit verloren, in der ihr noch lebt.

Ihr haltet uns entgegen: auch wir haben Kummer!
Doch wenn wir euch fragen, ob ihr unser Schicksal tragen
möchtet, erschreckt ihr.
Aber verzeiht: unser Leid ist so übermächtig, dass wir oft vergessen,
dass es viele Arten von Schmerz gibt.
Ihr wisst vielleicht nicht, wie schwer wir unsere Gedanken
sammeln können.
Unsere Kinder begleiten uns.
Vieles, was wir hören, müssen wir auf sie beziehen.
Wir hören euch zu, aber unsere Gedanken schweifen ab.

Wenn wir eure Abwehr sehen, fühlen wir uns unverstanden
und einsam.

Lasst unsere Kinder bedeutend werden vor euch.

Teilt mit uns den Glauben an sie.
Noch mehr als früher sind sie ein Teil von uns.
Wenn ihr unsere Kinder verletzt, verletzt ihr uns.
Mag sein, dass wir sie vollendeter machen, als sie es waren,
aber Fehler zuzugestehen fällt uns noch schwer.
Zerstört nicht unser Bild.
Glaubt uns, wir brauchen es so.

Versucht, euch in uns einzufühlen.
Glaubt daran, dass unsere Belastbarkeit wächst.
Glaubt daran, dass wir eines Tages mit neuem Selbstverständnis leben werden.
Euer „Zu-trauen" stärkt uns auf diesem Weg.

Wenn wir es geschafft haben, unser Schicksal anzunehmen, werden wir euch freier begegnen.
Jetzt aber zwingt uns nicht mit Wort und Blick,
unser Unglück zu leugnen.
Wir brauchen eure Annahme.
Vergesst nicht: wir müssen so vieles von Neuem lernen.
Unsere Trauer hat unser Sehen und Fühlen verändert.

Bleibt an unserer Seite.
Lernt von uns für euer eigenes Leben.

Erika Bodner

Wegbegleitung

Ich kann deine Ängste
nicht tragen,
von deinem Schmerz
dich nicht befreien, dir die Last der Vergangenheit
nicht nehmen,
die Trauer aus deinem Herzen
nicht verbannen,
von deiner Einsamkeit
dich nicht erlösen –
doch ich gehe gern an deiner Seite:
reiche dir meine Hand,
damit Angst und Schmerz
dich nicht überwältigen;
gebe dir meine Achtung
und mein Versprechen,
dass nichts zu schwer sein wird,
als dass du es vor mir
nicht zeigen dürftest.

Ich bin dein Wegbegleiter,
so du magst,
und Freundschaft ist das Band, das uns verbindet.

Karin Kohlmann (1990)

Beim Anzünden von Gedenklichtern

Mit diesen Lichtern
gedenken wir unserer geliebten Kinder,
die gestorben sind.
Der Tod hat uns gezwungen, diese Kinder,
die wir so gerne halten wollten, loszulassen.
Während wir die Kerzen entzünden,
senden wir auch eine Botschaft aus.
An die Menschen in unserer Umgebung ist die Botschaft:
Unsere Babies waren erwünscht, waren wirklich,
wurden geliebt, werden betrauert und werden erinnert.
Als trauernde Familien geben wir einander die Botschaft:
Ihr seid nicht allein.
Mit gegenseitiger Unterstützung schaffen wir es und wachsen.
Die Botschaft an unsere geliebten Kinder ist:
Wir denken an euch!
Wir vermissen euch!
Wir lieben euch!

nach Hannah Lothrop
(Nach Pfr. Cunningham, Toledo
aus: H. Lothrop, Gute Hoffnung – jähes Ende. 8. akt. Aufl. Kösel 2000)

Ihr habet nicht umsonst gelebt;
Was kann man mehr von Menschen sagen?
Ihr habt am Baum nicht Frucht getragen,
Und seid als Blüten früh entschwebt,
Doch lieblich klagen
Die Lüfte, die zu Grab euch tragen:
Ihr habet nicht umsonst gelebt.

In unser Leben tief verwebt,
Hat Wurzeln euer Tod geschlagen
Von süßem Leid und Wohlbehagen
Ins Herz, aus dem ihr euch erhebt
In Frühlingstagen
Als Blütenwald von Liebesklagen;
Ihr habet nicht umsonst gelebt.

O die ihr sanften Schmerz uns gebt
Statt eure an der Brust zu tragen,
Euch werden fremde Herzen schlagen
Von Menschenmitgefühl durchbebt
Bei unsern Klagen;
Was kann man mehr von Menschen sagen?
Ihr habet nicht umsonst gelebt!

Friedrich Rückert

Spuren im Sand

Eines Nachts hatte ich einen Traum:
Ich ging am Meer entlang mit meinem Herrn.
Vor dem dunklen Nachthimmel
erstrahlten, Streiflichter gleich,
Bilder aus meinem Leben.
Und jedes Mal sah ich zwei Fußspuren im Sand,
meine eigene und die meines Herren.
Als das letzte Bild an meinen Augen
vorbeigezogen war, blickte ich zurück.
Ich erschrak, als ich entdeckte,
dass an vielen Stellen meines Lebensweges
nur eine Spur zu sehen war.
Und das waren gerade die schwersten
Zeiten meines Lebens.

Besorgt fragte ich den Herrn:
Herr, als ich anfing, dir nachzufolgen,
da hast du mir versprochen,
auf allen Wegen bei mir zu sein.
Aber jetzt entdecke ich,

dass in den schwersten Zeiten meines Lebens
nur eine Spur im Sand zu sehen ist.
Warum hast du mich allein gelassen,
als ich dich am meisten brauchte?

Da antwortete er: „Mein liebes Kind,
ich liebe dich und werde dich nie allein lassen,
erst recht nicht in Nöten und Schwierigkeiten.
Dort, wo du nur eine Spur gesehen hast,
da habe ich dich getragen."

Kostbare Augenblicke

Unsere kostbaren Augenblicke
sind vergangen.
Es waren zu wenige, viel zu wenige.
Ich halte dich in meinen Armen,
für Momente nur.
Auf diese Momente habe ich
so lang, so lang gewartet.

Meine Arme schmerzen.
Es ist ein einsamer Schmerz.
Kostbare Augenblicke
gab es wenig, viel zu wenig.

Julie Fritsch
(Aus: J. Fritsch/S. Ilse, Unendlich ist der Schmerz. Kösel, München 1995)

Unendlich ist der Schmerz

Unendlich und überwältigend
sind Schmerz und Verzweiflung.
Ich fühle mich gelähmt, verloren,
nicht zu dieser Welt gehörig.
Gefangen in meinem Körper
weiß ich nicht,
ob ich noch sein kann.

Julie Fritsch

Bleibe noch ein wenig in mir

Wage dich nicht in die Welt hinaus.
Noch nicht.
Dies ist die einzige Zeit,
die wir miteinander haben,
die einzige Zeit für unsere Liebe.
Wir sind noch eins.

Hätte ich es doch nur gewusst:
Dies war unsere Zeit,
die einzige Zeit.

Julie Fritsch

Verbunden in Trauer

Hört unser Weinen,
wir fühlen soviel Schmerz.
Zusammen trösten wir uns,
werden getröstet,
durch liebende Berührung, durch Wärme
und die Traurigkeit,
die uns gemeinsam ist.

Auch wenn wir in Trauer
und Schmerz verbunden sind,
sind wir doch allein
mit unseren Gedanken,
unseren Träumen, unserer Liebe.

Und doch sind wir vereint.

Julie Fritsch

Die Trauer von Geschwistern

Die Trauer von Geschwistern –
so umfassend,
so anrührend.

Ein Traum zerbricht.
Schmerz und Verwirrung
treten an seine Stelle.

Was kann ich tun,
um deinen Schmerz zu lindern,
mein Sohn?

Du kannst nichts dafür ,
du bist so unschuldig,
und doch wage ich es nicht,
dich davor zu bewahren.
Ich werde dich miteinbeziehen.

Verbunden sind wir
in Schweigen und Schmerz.

Julie Fritsch

Segen

Der Segen der Trauernden

Gesegnet seien alle,
die mir jetzt nicht ausweichen.
Dankbar bin ich für jeden,
der mir einmal zulächelt
und mir seine Hand reicht,
wenn ich mich verlassen fühle.

Gesegnet seien die,
die mich immer noch besuchen,
obwohl sie Angst haben,
etwas Falsches zu sagen.

Gesegnet seien alle,
die mir erlauben
von dem Verstorbenen zu sprechen.
Ich möchte meine Erinnerungen
nicht totschweigen.
Ich suche Menschen,

denen ich mitteilen kann,
was mich bewegt.

Gesegnet seien alle,
die mir zuhören,
auch wenn das,
was ich zu sagen habe,
sehr schwer zu ertragen ist.

Gesegnet seien alle,
die mich nicht ändern wollen,
sondern geduldig so annehmen,
wie ich jetzt bin.

Gesegnet seien alle,
die mich trösten
und mir zusichern,
dass Gott mich nicht verlassen hat.

Marie-Luise Wölfing

Der Aaron-Segen

Der Herr
halte seine
schützende Hand
über dich.
Er
schenke dir
wache Sinne
und ein
weites Herz.
Er
gebe dir
die Gaben
zu lachen
mit den Fröhlichen
zu weinen
mit den Trauernden
zu trösten

die Weinenden
zu tanzen
mit den Befreiten
aufzuheben
die am Boden
liegen.
Er
gebe dir Kraft
ins Herz
in die Hände
in die Füße.
Er
segne dich
mit seiner
ganzen Zärtlichkeit.

nach Numeri 6,22ff.

Ich wünsche dir,
dass dich das Licht eines neuen Morgens
hell umfängt,
und dass die ersten Sonnenstrahlen
deine Müdigkeit berühren
und deine Traurigkeiten erwärmen.

Ich wünsche dir,
dass die weißen Wolken am Himmel
deine versunkenen Träume
wieder neu aufsteigen lassen in dir
und deine wiedererweckten Sehnsüchte
dich in den Tag hinein bewegen.

Ich wünsche dir,
dass der Wind
deinen Atem belebt
und dich erfrischt
zu neuen Schritten,
durch die Veränderung geschieht.

Ich wünsche dir,
dass dich die Dunkelheit der Nacht

nicht ängstigt und bedroht,
sondern dir ein Stern aufleuchtet,
der dir Hoffnung verheißt
für den beginnenden Tag.

Ich wünsche dir,
dass du erfahren mögest,
dass alles, woran du gelitten hast,
nicht vergeblich gewesen ist,
und dass dir Kräfte zuwachsen,
deine Begabungen zu entfalten
und die Beziehungen zu Menschen,
die deinem Herzen nahe stehen,
heilvoll und fruchtbar zu gestalten.

Ich wünsche dir,
dass der kommende Tag
ein gesegneter für dich sein wird.

Irischer Segenswunsch

Liedvorschläge

Verwendete Liederbücher:
- Gotteslob, Katholisches Gebet- und Gesangbuch, Stammteil (GL)
- Troubadour für Gott, Neue geistliche Lieder, 6., erw. Auflage 1999: Kolping-Bildungswerk, Würzburg
- Gotteslob, Diözesananhang für das Bistum Aachen, Ergänzungsheft, Mönchen-Gladbach 1985
- Evangelisches Gesangbuch (Ausgabe für die Evangelische Kirche im Rheinland, Ev. Kirche von Westfalen, Lippische Landeskirche)
  Evangelisches Gesangbuch (Ausgabe für die Evangelisch-Lutherischen Kirchen in Bayern und Thüringen)

All eure Sorgen, heute und morgen: Troubadour 689
Herr, deine Liebe ist wie Gras und Ufer: Troubadour 1, Ev. Gesangbuch (Bayern) 638
Ich steh vor dir mit leeren Händen, Herr: GL 621, Ev. Gesangbuch (Bayern) 382
Ihr Mächtigen, ich will nicht singen eurem tauben Ohr: Troubadour 932, Diözesananhang Aachen 046
In der Mitte der Nacht liegt der Anfang eines neuen Tags: Troubadour 467

Kleines Senfkorn Hoffnung: Troubadour 707
Von guten Mächten treu und still umgeben: Troubadour 717, Ev. Gesangbuch (Bayern) 637, Diözesananhang Aachen 019

Zum Einzug
Suchen und fragen: Troubadour 171, Diözesananhang Aachen 049
Ausgang und Eingang, Anfang und Ende: Ev. Gesangbuch 175
Der Himmel geht über allen auf: Ev. Gesangbuch 611, Ev. Gesangbuch (Bayern) 562, Troubadour 785

Zur Gabenbereitung
Wenn wir das Leben teilen wie das tägliche Brot: Diözesananhang Aachen 030
Er ist das Brot, er ist der Wein: Ev. Gesangbuch (Bayern) 228
Ich lobe meinen Gott, der aus der Tiefe mich holt: Ev. Gesangbuch 673, Ev. Gesangbuch (Bayern) 615, Troubadour 129

Zum Sanctus
Wenn der Himmel in unsre Nacht fällt: Troubadour 791

Zum Vaterunser
Vater unser im Himmel (Janssens): Troubadour 257, Diözesananhang Aachen 040

Zur Kommunion
Wenn das Brot, das wir teilen als Rose blüht: Troubadour 193, Diözesananhang Aachen 041
Meine enge Grenzen, meine kurze Sicht: Ev. Gesangbuch 600, Troubadour 115

Schlusslied/Segenslied
Gottes guter Segen sei mit euch: Troubadour 1042
Ich steige ein in das Leben: Troubadour 822
Irische Segenswünsche: Troubadour 334
Herr, wir bitten, komm und segne uns: Ev. Gesangbuch 607, Ev. Gesangbuch (Bayern) 572
Erleuchte und bewege uns: Ev. Gesangbuch 608

Hilfreiche Adressen und Informationen

Adressen

Verwaiste Eltern e.V., Aachen
Familienbildungsstätte
Kasinostr. 55
52066 Aachen
Tel. 0241-608053-0 oder -11 oder -12
Fax: 0241-65322
Gerda Palm: Tel. 0241-76688;
Fax: 0241-7018897

Verwaiste Eltern in Deutschland e.V.
– Bundesstelle –
Fuhrenweg 3
21391 Reppenstedt
Tel. 04131-6803232; Fax: 04131-681140

Initiative Regenbogen „Glücklose Schwangerschaft" e.V.
– Hauptgeschäftsstelle –
Hillebachstr. 20
37632 Eimen
Tel. 05565-1364

CARA e.V.
– Kritische Beratungsstelle zur vorgeburtlichen Diagnostik –
Große Johannisstr. 110
28199 Bremen
Tel./Fax: 0421-591154

GEPS Deutschland (Gesellschaft zur Erforschung des Plötzlichen Säuglingstods)
– Bundesverband –
Postfach 1126
31501 Wunsdorf
Tel. 05031-912727

Kleidung für Kleinstbabys
Margit Kaltwasser
Walkweg 12
52078 Aachen
Tel. 0241-1590949

Veränderung von Babyfotos oder Zeichnungen per Computer
Fotohaus Averdung-Häfner
Pfarrer-Funk-Str. 4
52249 Eschweiler-Hastenrath
Tel. 02403-35911
Fax 02403-35912

Kleinstkindersarg
Schreinerei Holzart
Herbert Müller
Bahnhofstr. 7
52159 Roetgen
Tel. 02471-133555
Fax 02471-133556

Merkblatt zur Bestattung von Fehl- und Totgeburten

Fehlgeburt

Geburtsgewicht unter 500 Gramm (bis ca. 22. SSW):
keine Bestattungs*pflicht* (Fötus wird dem Krankenhaus überlassen)

aber:
Bestattungs*recht*
(Bestattung auf Wunsch der Eltern, ev. mit Hilfe einer ärztlichen Unbedenklichkeitsbescheinigung)

Segnung („Taufe") durch Priester oder andere Person möglich

Totgeburt

Geburtsgewicht ab 500 Gramm (ab ca. 22. SSW)

Bestattungs*pflicht*
(Arzt stellt Totenschein aus; beim Standesamt Eintrag ins Sterberegister, in das Geburtenbuch, in das Familienstammbuch – auf Wunsch der Eltern mit Vor- und Familiennamen)
Eltern können das tote Kind bis zur Bestattung auch mitnehmen nach Hause (Transport des Leichnams muss offiziell im Leichenwagen erfolgen)

Segnung („Taufe") mit Namensgebung durch Priester oder andere Person möglich

- Diese Richtlinien gelten natürlich ebenso bei einem Schwangerschafts-Abbruch!

Merkblatt zur Bestattung von Fehlgeburten

Babys mit einem Geburtsgewicht *unter* 500 Gramm, die keines der Merkmale des Lebens aufweisen (als da sind: Pulsieren der Nabelschnur, Herzaktion nach Trennung vom Mutterleib oder natürliche Lungenatmung) werden als Fehlgeburten bezeichnet.

Für Fehlgeborene besteht keine Bestattungspflicht. Sie können den Fötus dem Krankenhaus überlassen, das verpflichtet ist, für eine „dem sittlichen Empfinden entsprechende Beseitigung" zu sorgen.

Eine Beurkundung in Personenstandsbüchern ist nicht möglich.

Für Fehlgeborene besteht ein Bestattungs*recht,* d.h. Föten können auf jedem kommunalen oder kirchlichen Friedhof bestattet werden, wenn mindestens ein Elternteil dies wünscht.
Da für Fehlgeburten kein Totenschein ausgestellt wird, ist es ratsam, in diesem Fall die Fehlgeburt durch die Klinik formlos bestätigen zu lassen.

Da fehlgeborene Kinder nicht als „Leichen" gelten, unterliegen sie nicht den üblichen Vorschriften.
Erkundigen Sie sich nach individuellen und kostengünstigen Möglichkeiten der Beisetzung (z.B. können Sie den „Sarg" für ihr winziges Kind selbst gestalten oder bauen).

Noch ein Hinweis: Wenn es Ihnen ein Bedürfnis ist, können Sie ihr fehlgeborenes Kind durch einen Priester oder eine beliebige Person segnen („taufen") lassen.

Es gibt übrigens auch winzige Kleidung für Kleinstbabys.

Hinweis „Eltern trauern um ihr totes neugeborenes Kind" eines Bischöflichen Ordinariates

(aus: Kirchlicher Anzeiger, Nr. 12, 1.12.1999, Generalvikariat Aachen)

... Im Gespräch mit betroffenen Eltern zeigt sich immer wieder, dass das Thema „Fehl-, Früh- und Totgeburt" gesellschaftlich wie kirchlich tabuisiert wird. Betroffene Eltern machen häufig die enttäuschende Erfahrung, dass ihnen eine Zeit der Trauer nach dem Verlust eines Kindes, das für die Mitwelt noch nicht da war, nicht zugestanden wird. ... Regelungen des Gesetzgebers hinsichtlich der Bestattung und des Eintrags des Kindes mit Vor- und Zunamen in alle Personenstandsbücher bleiben hinter den Wünschen der betroffenen Eltern zurück.
Auch bei Pfarrern und in Pfarrgemeinden stoßen die Betroffenen gelegentlich auf Unsicherheit hinsichtlich der Möglichkeit einer Begräbnisfeier oder eines Gedenkgottesdienstes. Kirchliche Regelungen für einen würdevollen Umgang mit fehl- und totgeborenen Kindern, wie sie von der Deutschen Bischofskonferenz im April 1993 in der Arbeitshilfe „Eltern trauern um ihr totes neugeborenes Kind" (Arbeitshilfen Nr. 109) und am 22. November 1994 in dem Schreiben „Unsere Sorge um die Toten und die Hinterbliebenen" (Die Deutschen Bischöfe Nr. 53) verabschiedet wurden, haben sich leider nicht überall herumgesprochen. Darum wird hiermit nochmals auf die Arbeitshilfe von 1993 und auf das Schreiben der Deutschen Bischofskonferenz von 1994 und die darin enthaltenen Inhalte zum Thema „Bestattung von Fehl- und Totgeburten" aufmerksam gemacht. Im Schreiben der Bischöfe von 1994 heißt es: „Die Krankenhäuser (nicht zuletzt jene in kirchlicher Trägerschaft), die Kommunen und die kirchlichen Gemeinden haben die wichtige Aufgabe, durch Trauerbegleitung und eine würdige Bestattung ... für diese von schwerem Leid betroffenen Menschen konkrete Zeichen menschlicher und christlicher Solidarität zu setzen."

Beide Schreiben sind beim Sekretariat der Deutschen Bischofskonferenz, Kaiserstr. 163, 53113 Bonn, Tel. (02 28) 10 32 05, Fax 02 28/10 33 30, e-mail: GD@dbk.de, zu beziehen.

Literaturverzeichnis

Grundlegendes

Canacakis, J.: *Ich sehe deine Tränen. Trauern, klagen, leben können.* Stuttgart: Kreuz Verlag 1991

Freud, S.: *Trauer und Melancholie.* In: Gesammelte Werke, Band 10. Frankfurt a. M.: Fischer Verlag 1982

Goldbrunner, H.: *Trauer und Beziehung.* Mainz: Grünewald Verlag 1996

Goldmann-Posch, U.: *Wie Männer und Frauen verschieden trauern.* In: Zeitschrift „Verwaiste Eltern", Ausgabe 1, Hamburg 1991

Hellinger, B.: *Finden, was wirkt. Therapeutische Briefe* München: Kösel 1995

Ide, H.: *Mein Kind ist tot. Trauerarbeit in einer Selbsthilfegruppe* Hamburg: Rowohlt 1988

Imber-Black, E., Roberts, J., Whiting, R.: *Rituale. Rituale in Familien und Familientherapie.* Heidelberg: Carl-Auer-Systeme Verlag 1998

Kast, V.: *Wenn Geburt und Tod zusammenfallen.* In: Lutz, G. und Künzer-Riebel.: Nur ein Hauch von Leben. Lahr: Kaufmann Verlag 1988

Kast, V.: *Trauern. Phasen und Chancen des psychischen Prozesses.* Stuttgart: Kreuz Verlag 1982

Kluge, F. et al.: *Etymologisches Wörterbuch der deutschen Sprache.* Berlin: Walter de Gruyter Verlag 1989

McDaniels, S., Hepworth, J., Doberty, W.: *Familientherapie in der Medizin.* Heidelberg: Carl-Auer-Verlag 1997

McGoldrick, M., Gerson,R.: *Genogramme in der Familienberatung.* Bern: Hans Huber Verlag 1997

Müller, E.: *Du spürst unter deinen Füßen das Gras. Autogenes Training in Phantasie- und Märchenreisen,* Frankfurt: Fischer 1988

Müller, M. u. Schnegg, M.: *Unwiederbringlich – Vom Sinn der Trauer.* Freiburg: Herder 1997

Nijs, M.: *Trauern hat seine Zeit. Abschiedsrituale beim frühen Tod eines Kindes.* Göttingen: Verlag für Angewandte Psychologie 1999

Satir, V. u. Baldwin, M.: *Familientherapie in Aktion. Die Konzepte von Virginia Satir in Theorie und Praxis.* Paderborn: Jungfermann Verlag 1991

von Schlippe, A. u. Schweitzer, J.: *Lehrbuch der systemischen Therapie und Beratung.* Göttingen: Vandenhoeck & Ruprecht 1998

Voss-Eiser, M.: *Noch einmal sprechen von der Wärme des Lebens ... Texte aus der Erfahrung von Trauernden.* Freiburg: Herder Spektrum 1997

Worden, J. W.: *Beratung und Therapie in Trauerfällen.* Bern: Huber 1986

Literatur für trauernde Eltern

Borg, S./Lasker, J.: *Glücklose Schwangerschaft.* Berlin: Ullstein Verlag 1987

Canacakis, J.: *Ich sehe deine Tränen. Trauern, klagen, leben können.* Stuttgart: Kreuz Verlag 1991

Fritsch J./Ilse S.: *Unendlich ist der Schmerz. Eltern trauern um ihr Kind.* München: Kösel Verlag 1995

Goldmann-Posch, U.: *Wie Männer und Frauen verschieden trauern.* In: Zeitschrift „Verwaiste Eltern", Ausgabe 1, Hamburg 1991

Hartmann, J.: *Lautlos und unbemerkt. Der Plötzliche Kindstod.* München: Beck Verlag 1990

Initiative Regenbogen e.V., In der Schweiz 9, 72636 Frickenhausen (Hrsg.): Broschüren (1998):

- *Für verwaiste Eltern (Fehl- Totgeburt, Säuglingstod)*
- *Nur eine Fehlgeburt?*
- *Folgeschwangerschaft*

Kast, V.: *Trauern. Phasen und Chancen des psychischen Prozesses.* Stuttgart: Kreuz Verlag 1982

Körner-Armbruster, A.: *Totgeburt weiblich – Ein Abschied ohne Begrüßung.* Tübingen: Attempo Verlag 1994

Lothrop H.: *Gute Hoffnung – jähes Ende. Fehlgeburt, Totgeburt und Verluste in der frühen Lebenszeit.* München: Kösel Verlag 1998

Lutz, G. und Künzer-Riebel, B.: *Nur ein Hauch von Leben.* Lahr: Kaufmann Verlag 1988

Michel, G.: *Ich trage dich wie eine Wunde. Nach dem plötzlichen Säuglingstod.* Freiburg: Herder 1995

Müller, M. u. Schnegg, M.: *Unwiederbringlich – Vom Sinn der Trauer.* Freiburg: Herder 1997

Müller-Commichau, W. u. Schaefer, R.: *Wenn Männer trauern.* Mainz: Matthias-Grünewald-Verlag 2000

Nijs, M.: *Trauern hat seine Zeit. Abschiedsrituale beim frühen Tod eines Kindes.* Göttingen: Verlag für Angewandte Psychologie 1999

Swientek, Ch.: *Was bringt die Pränatale Diagnostik? Informationen und Erfahrungen.* Freiburg: Herder Spektrum 1998

Voss-Eiser, M.: *„Noch einmal sprechen von der Wärme des Lebens ..." Texte aus der Erfahrung von Trauernden.* Freiburg: Herder Spektrum 1997

Systemische Beratung und Therapie

Goldbrunner, H.: *Trauer und Beziehung.* Mainz: Grünewald Verlag 1996

Imber-Black, E., Roberts, J., Whiting, R.: *Rituale. Rituale in Familien und Familientherapie.* Heidelberg: Carl-Auer-Systeme Verlag 1998

Satir, V. u. Baldwin, M.: *Familientherapie in Aktion. Die Konzepte von Virginia Satir in Theorie und Praxis.* Paderborn: Jungfermann Verlag 1991

von Schlippe, A. / Schweitzer, J.: *Lehrbuch der systemischen Therapie und Beratung.* Göttingen: Vandenhoeck & Ruprecht 1998

Worden, J.W.: *Beratung und Therapie in Trauerfällen.* Bern: Huber 1986

Yalom, I.: *Die Reise mit Paula.* München: Goldmann Verlag 2000

Pastorale Begleitung

„Deine Hand – meine Hand" – Handreichung für Eltern. Hrsg. vom Seelsorgereferat des Bischöflichen Ordinariats Rottenburg/Stuttgart, Postfach 9, 72101 Rottenburg

„Eltern trauern um ihr totes neugeborenes Kind" – Hinweise zur seelsorgerischen Begleitung. Arbeitshilfen 109, Sekretariat der Deutschen Bischofskonferenz, Kaiserstr. 153, Bonn

„Gute Hoffnung – jähes Ende" – Eine Erste Hilfe für Eltern, die ihr Baby verlieren, und alle, die sie unterstützen wollen. Vereinigte Evangelisch-Lutherische Kirche Deutschlands, Pf 510409, 30634 Hannover

Hartenstein, M.: *Ich habe deine Tränen gesehen.* Stuttgart: Calwer Verlag 1992

Kushner, H.: *Wenn guten Menschen Böses widerfährt.* Gütersloh: Gütersloher Verlagshaus 1997

Spendel, S.: *Durchkreuzte Hoffnungen. Ein Kreuzweg für Eltern, die um ihr Kind trauern.* München: Don Bosco Verlag 2000

Stutz, P. / Merz-Abt, T.: *Gottesdienst feiern mit Trauernden.* Luzern/Stuttgart: Rex Verlag 1992

CD Benefizkonzert für Verwaiste Eltern: *Kammermusik, Poesie & Prosa.*

Bestelladresse: Künstlerbüro Paula Aguirre, Rudolfstr. 41, 52070 Aachen, Tel. 0214-404992, Fax 0241-404905

Bernward
bei Don Bosco

Für David
– tot geboren am 15.5.1985 –
dessen kurzes Leben viel bewirkt hat